我听草医说

曾培杰　编著

甘金宝　整理

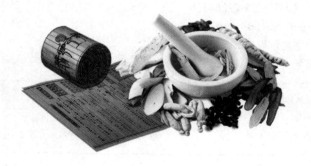

辽宁科学技术出版社
LIAONING SCIENCE AND TECHNOLOGY PUBLISHING HOUSE

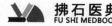
拂石医典
FU SHI MEDBOOK

图书在版编目（CIP）数据

我听草医说 / 曾培杰编著 . -- 沈阳 : 辽宁科学技术出版社，2024. 8. --

ISBN 978-7-5591-3709-8

I. R281-49

中国国家版本馆 CIP 数据核字第 202410DK65 号

出版发行：辽宁科学技术出版社

　　　　　北京拂石医典图书有限公司

　　　　　地址：北京海淀区车公庄西路华通大厦 B 座 15 层

联系电话：010-57262361/024-23284376

E-mail: fushimedbook@163.com

印刷者：河北环京美印刷有限公司

经销者：各地新华书店

幅面尺寸：170mm×240mm

字　　数：171 千字　　　　　　　印　张：15.25

出版时间：2024 年 8 月第 1 版　　印刷时间：2024 年 8 月第 1 次印刷

责任编辑：陈　颖　臧兴震　　　　责任校对：梁晓洁

封面设计：黄墨言　　　　　　　　封面制作：黄墨言

版式设计：天地鹏博　　　　　　　责任印制：丁　艾

如有质量问题，请速与印务部联系　　联系电话：010-57262361

定　　价：75.00 元

前　言

草医金昌叔，年八十有余。

他身体硬朗，声如洪钟，步态稳健。

质朴中犹带豪杰之气，务农却兼儒雅之风。

他忙时种地，闲时看书。

在屋子里，在祠堂边，在幽静处，常常会看到他捧书沉思的身影。

在树荫下，在下棋时，在田野间，在药铺里，常常会听到他跟人谈议论道，交流经验。

金昌叔说，治瘙痒这个皮肤病很简单，我就用刺苋和杠板归，用了这些带刺的草药，效果好得很。

一位老人说，我知道一个专治跌打伤的秘方，用苦楝树芯炒鸡蛋。

金昌叔说，烂头疮鸡屎堆，用那火柴燃烧后的灰，撒在上面，撒哪里哪里就好。

一个农夫说，牙痛很简单，用白花臭草捣汁，往痛的地方灌，很快就能好。

金昌叔说，发蛀节，烂指头见骨，很多人被蛀得指头都没了，没法治，但我能手到擒来，用黄豆嚼烂，贴在疮面上，几次就好了。

……

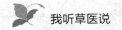

金昌叔从不吝啬分享，也收获了很多的经验和绝招。

他到哪里都在跟人过招喂招，再临证试效，读书总结，一辈子都没有停止过进步。

我们借给他的三本古书，他仍然孜孜不倦地学习。

只因衣冠少伟男，遂令草泽多英豪。

很多人衣着光鲜，才智聪明，出了大学，就骄傲自满，丢了书本，停止了进步；而民间的草泽医，种田做工，没受过什么高等教育，却到处虚心向人学习。

金昌叔说，正因为聪明人的骄傲，自视甚高，不肯拼命，我们平庸之人才有出人头地的一天。

草医敢讲，敢拼，敢医，敢拍胸脯担当，敢作敢为，放得开手脚，敢低下头来学医，才练就了他们过硬的功夫。

通过《我听草医说》这个栏目，我们无意间打开了中医药世界里的一个巨大宝藏，那充满着泥土芬芳，百草飘香的味道正扑面而来……

目 录

01 ▶ 一身绝技的草医

　　五经富镇是岭南非常有名的小镇，镇上盛产草药数百种，能用来治疗成千上万种疾病。

　　五经富人民之所以健康长寿，跟这里浓厚的草药文化分不开关系。

　　五经富的中草药店到处都是。

　　五经富还是普宁这些大药材批发市场很多新鲜药草的来源，包括牛大力（即牛蒡子），巴戟天，秤星树杆（也就是岗梅），白花蛇舌草，黄荆子，白簕（即苦刺）这些广东的独特的名药，在五经富镇上都可以找到。

　　接下来啊，我们会跟镇上的草医交流，向他们取经。

　　这些经验将用于建造一个百草园，同时用于教学、传承、临证、养生。

　　这次我碰到了一位草医，这位草医不得了，他就是金昌叔。

　　他说，除了祖传下来的骨科绝技不轻易外传外，其他东西都可毫无保留传给他人。

　　我跟金昌叔座谈了几个下午，受益匪浅。

　　有个孩子脚趾头扭伤，走路一瘸一拐，几天都好不了。

　　金昌叔一见到他就说："到我家去。"

　　这娃子一到金昌家，金昌叔用手法复位，三两下就好了，再给他搞点药酒回去，下午这孩子就生龙活虎，跑跑跳跳，走路不一瘸一拐了。

　　孩子的朋友们都惊叹孩子遇到了神医，去拜访金昌叔，金昌叔说："我

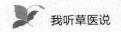

治好你们脚上的这些骨伤是小菜一碟，我要送给你们一段话，这可以医治你们一辈子精神上的伤痛。"

这段话是金昌叔自己独创的，金昌叔就写在纸片上：

> 小小不吃苦，大了吃泥土；
>
> 小小不读书，大了没眼珠；
>
> 小小不知爱，大了爱多无；
>
> 小小不练功；大了一场空；
>
> 小小不练武，大了多病苦。

这段话用客家话来读非常押韵。

我夸金昌叔真是好文采。

他说没有，没有，这些是给孩子们励志的。

我觉得这个比"少壮不努力，老大徒伤悲"这样经典诗句相比毫不逊色。

然后金昌叔就开始给我们"掏"他肚子里的"宝"了。我问金昌叔："你一个八十多岁的老人，看起来像六十多岁，身强体健，反应灵活，是怎么做到的？"

金昌叔说："我有解毒方。"

我说："为什么要用解毒方呢？"

金昌叔说："抽烟喝酒，还有食物里多少都有些农药毒素残留，小毒容易排，大毒伤身体。我为什么常年抽烟都没事，因为那些烟气在我体内一留，我就把它解掉了。"

我就很好奇地问："什么解毒汤这么厉害？"

金昌叔就带我到他家的老屋，拿了一瓶解毒水给我。

他说："这个水你拿回去，不管是农药中毒，还是蔬果里农药残留，或者咳嗽痰浊蒙蔽在气管上，好像那个油烟蒙蔽在厨房或烟囱上一样，都可以'洗'干净。"

我一听这么神奇，当然不满足只得一条鱼，我想要得到捕鱼之术。

当然金昌叔也知道，这个医术传人也没关系。

然后他跟我讲有个孩子喝农药中毒了，在地上翻来覆去，家人吓得冷汗直冒，都急着要去送医院。

然而，喝了金昌叔给的这个水后，就不翻来覆去了，再喝下去又活蹦乱跳了。

金昌叔还说："那个农药瓶有那个农药臭杂味，用普通的水冲后再去闻，那个农药味还很大，但是用这一瓶解毒水一冲再倒出来，农药味就被带走了。"

就是这么神奇！

金昌叔又说，胃肠炎及食物残留在体内腐败、发酵过后那些臭浊熏了五脏六腑，这个解毒水都可以解。

金昌叔说："最先是一个人启发了我，有一个二十多岁的小伙子得了肺结核，长年咳血，大家都不敢跟他一起吃饭，把他赶到这个山边，然后这个小伙子就制作了这种解毒水，他喝了解毒水后一年多不咳血，肺结核好了。"

这是金昌叔在几十年前听到的，但是他只是听了并没有去做。

等到金昌叔三十八岁的时候，他养了一群的鹅，有些人拿含有一甲胺的农药喷到这些草或者菜上，鹅吃了喷农药的菜后都翻白眼，抽搐或者倒在地上。

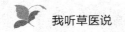

这时用什么绿豆水灌都太慢，金昌叔说他就用这个解毒水，把每个鹅嘴巴都翘开来，然后灌，最后全部都活过来了。

于是我说："这个解毒水太好了，是怎么做的？"

金昌叔就说："这个道出来一文不值，就是地浆水。"

什么叫地浆水？

就是要用山上最纯粹的黄土，红黄红黄的泥土，挖几蛇皮袋拿到老屋里，放到水缸里。

然后再灌上泉水。再不断地去搅动它，它就会变得很浑浊。一缸水浑浊了，我们怎么让它变清澈？你不要去搅动它，它就会变清澈了。

一不去搅动它，降本流末，而生万物，浊的就归到最下面，上面的水清得跟镜子一样，然后用勺子舀到瓶子里，就是地浆水。

奇功千古少人知。

这个地浆水有神奇的功效，这个千百年来很少人知道，对身体残留的毒素，尤其是热毒效果是最好的。

因为毒素大多是酸性的。

而黄土地是碱性的。

酸碱中和，这就是秘诀。

所以金昌叔就用这种地浆水，澄清毒素法，做成解毒水，帮助老百姓。

如果你的身体是凉性的，还要在地浆水里适当放一些姜。

有一个肺气肿的病人，病人肿得太厉害了，发炎咳嗽喘不过气来，他自己觉得好像要死了一样。

金昌叔让他去找苦刺心，学名叫三加皮，也叫白勒，是岭南的名药。

这个是伤科疮肿要药，它能行气活血，消风解毒。体内有毒有堵塞不通，又有烦热，可以用。所以可以治疗肺气肿。

金昌叔说："每天早上太阳刚刚出来晒到那个苦刺树，而这边又有露水，处于阳化气阴成形的状态，这个时候去摘五到六条苦刺心，可以直接嚼服了，也可以捣烂，用水冲服。"

结果呢，这人吃了一个多月，肺部的堵塞感就渐渐消失，两三个月后吃得红光满面，肺部没有问题了。

叹为奇迹，金昌叔又说如果到哪里水土不服，遇到感冒高热，越早用这个苦刺心，效果越好。

如果是怕冷的就用热水，如果怕热烦躁的用冷水。

然后当面见功，入口即效，只要一入口，就能看到效果，而且它还专医水土不服。

比如说去外地读书，或者从外地来，在当地水土不服吃什么呢？

将苦刺心捣烂了，调点水，一喝下去，它就能够清心透肺，能够败肠道里的浊毒。

它带刺，象征着肝能解毒，它味辛，能够入心肺凉血，味苦能降浊，它这种降浊跟普通的苦药草药不一样，它带刺，所以降浊力量更深更透更猛。

金昌叔还有一个绝学，他说他这个是要传给善心人的。

就是乙肝大三阳，还有血液里"三高"的，如血黏度稠了，有两味药能快速解除血中的毒浊，不管血里是什么毒浊的，这两味药一用上去，那血质就会变清，不管是血压高，还是血糖高，血脂高，还是转氨酶高，这些都是血中的毒素变多，就用两味药。

一味药叫老虎舌，听起来像老虎的舌头很猛，这个草药长得像老虎的

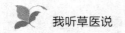

舌头，叶皮上还带一些钩刺，喜欢长在树荫底下。

它长得矮矮小小、毛毛草草的，有毛能祛风。它能清血中的毒素。

第二味药是金银花。

金银花这味药不得了，我们降血脂三药就有它，金银花，还有什么？首乌、白芍，这叫降脂三药，金银花少不了。

这两味药能让血液干净，人少生病，水至清则无鱼，血至净则少病。

所以这两味药灵活加减，可以治疗血液病。

现在好多人，小病不治，等到大病，就是尿毒症。

所以金昌叔说，小病不治大病就要吃苦了。

金昌叔又教了我几招，不怎么花钱的，而且效果很好。

有个孩子满口长疮，叫鹅口疮。

五六岁的孩子哭得哇哇叫，彻夜睡不着，家长也没法睡，邻居也没法睡，大家都怨声载道，赶紧把孩子送进医院，消炎针打了没用。

然后金昌叔给他们出点子，用胡椒子跟吴茱萸两个一起捣烂，调一点醋贴到脚底涌泉穴，一贴下，一个小时后不痛不叫了，当天晚上不哭了。

一般贴在脚底半个小时，男左女右，就能感受到这个痛在慢慢减轻。

头痛医脚，上病下治。

金昌叔又说了一个更妙的，下病上治。

治脱肛的、妇人子宫脱垂的，这是治标的，就是这个你用了就有效果，用蓖麻子捣烂贴哪里？

这个要触类旁通，既然上面火热可以贴脚引火下行，下面的子宫脱垂、肛门脱垂就贴百会穴。

蓖麻子捣烂了，贴到头顶百会穴上，肛门就会慢慢地收起来。

金昌叔还灵活地把这个方法用到疝气的治疗上，坠小肠、疝气、脱肛、子宫脱垂，或者是胃下垂，同时往上收，它就起到一个辅助外治的治标效果。

然后再配合一些托正气补中益气的药去治本，效果就很好。

金昌叔说："我不单用胡椒子、吴茱萸捣烂贴脚底治口腔溃疡，我碰到血压高达200mmHg的病人，脉管好像要爆一样，本来头晕得要用头撞墙，用这个贴脚底，等一下人就谈笑风生了。"

金昌叔说他这个经验到哪里都给人家讲，因为这个东西不值钱，但是救人一命却值千金，所以草药无价。

当然金昌叔还有很多小经验，这里再给大家讲几个。

有个老人眼花，看不清楚，金昌叔让他去拔消山虎跟红背捣烂后加猪肝一起煮，吃两天就能看清楚，三天就能好了，所以老人眼花，消山虎跟红背跟猪肝一起煮，它是民间草头方。

还有一个流鼻血的人，用了好多种方法搞不定。

金昌叔说一招绝对搞定，而且只用一次两次，一辈子就很少再流鼻血，不管是哪种类型的流鼻血。

就是猪粉肠炖蜂蜜。

他的女儿，小时候老是流鼻血治不好，吃过一次猪粉肠炖蜂蜜后，到大了都没有再流过鼻血。

猪粉肠跟蜂蜜一起炖了，吃两三次，到老鼻子都不流血。

有一个流鼻血更厉害的人，他睡觉时还流鼻血，他吃那个栀子根，吃了不断根，栀子是凉三焦止流鼻血的特效药，吃了仍不断根。

然后金昌叔让他改用这个，一次就好了。

这个是治流鼻血的良药。

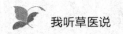

我说："金昌叔你既然讲了鼻子，讲了口，不如把头上的一些常见病都讲完吧。"

碰到中耳炎，耳朵流水的，痛得要死。

就是用蛇蜕掉的那个壳，或者蜘蛛蜕掉的壳都有用。

蛇和蜘蛛蜕掉的壳，有时候在墙角就可以找得到，不用买，但是如果找不到，到药店里出钱就买得到。

在瓦片上面焙干了过后，烧成灰，焙干过后很酥，就捣成灰，再加点四环素或土霉素。

用中药配合西药，中西结合，土洋并用。

蛇蜕掉的壳很土吧，四环素、土霉素这些是西药消炎的，两个结合捣烂了，就灌满耳朵，来一个治一个，治一个好一个。

金昌叔说："我治了那么多个，疗效百分百，没有不好的。"

倒满了耳朵过后，不久耳朵就干了，连那些脓毒湿水都被吸干了。然后整片都可以把它刮落下来。

用这个治疗中耳炎那个折腾人的小毛病，一次就好。

还有碰到小孩子常见的鼻炎，老是鼻痒、鼻子不通气。

金昌叔说，鼻炎平时要注意练功，小小不练功，大了多病痛；小小不练功，大了一场空；小小不运动，身体多病痛。

所以孩子鼻炎就是缺少运动，在运动量增强的同时呢，用那个田基黄配鹅不食草。

鹅不食草，就是鹅鼻子闻到了都赶紧跑，因为那个味太冲鼻子了。

所以鹅都不吃它，但是人吃了，就可以把鼻子冲开来，它有一股很怪的味道，跟鱼腥草、败酱草一样，臭味相投，那个味道很独特，越是独特的草药味道，越能通奇经八脉。

所以它能把奇经八脉的能量释放开来。

所以金昌叔碰到一些老是治不好的病人，就会用带有奇臭味的药，虽然很难喝，但是效果很好。

所以鼻塞不通了，田基黄配鹅不食草，两个加起来熬水一喝鼻子就通开了。

他说这两样用任何一样都不断根，两样一起用就断根了。

今天基本上把金昌叔对于这些常见的小问题的经验都跟大家分享了。

02 ▶ 奇方疗外伤

金昌叔碰到一个烂脚的病人。

医院诊断为脉管炎，打消炎针效果也不好。

金昌叔说像这种中老年人脉管炎很难好，要用对药。

药若对证一碗汤，药不对证满船装。

然后这病人走投无路了就找中医，中医就是在病人走投无路时创造奇迹。

所以中医叫绝学，即拍案叫绝的学问，而且还是无与伦比的学问，有谁能想到，用黄泥巴跟鱼肝油，搅在一起贴在患处，等那个泥巴慢慢干掉了，再换掉，再贴，那个炎症、伤口就慢慢变干了，干掉以后就结疤，十多天就全好了。

那个病人大吃一惊说，不用一顿饭的钱，就能把他这个病治好。

后来这个病人又把这个方法介绍给其他病人。

金昌叔又医了一批病人，都是这样好的。

又碰到一例浑身皮肤瘙痒的病人，身上抓得血痕满目，好像千刀万剐一样。

这种皮肤病，病人到大城市走了一圈，还是治不好，就是一天到晚都抓痒，痒得钻心入骨的。连续打十几天消炎针也止不住。

金昌叔说凡是皮肤瘙痒症，都要用带刺的药。

带刺的药有效，为什么呢？

带刺的药，金宝说的没错，它有破的作用。

一个疮口，它老是破不了，我们拿带刺的一刮，就破开来。

所以五脏里哪个脏腑是带刺的？肝脏。

为什么呢？因为肝脏是将军，他不打仗时，也一定会带兵器。

所以带刺的药，入肝，刺苋根和苦刺根都是带刺的，痒有两种情况，一种是风盛则痒，一种是血虚则痒。

风盛则痒，哪个脏腑通于风？肝脏。

所以风药基本都是入肝，带刺的药基本跟肝离不开关系。

所以像穿破石这样的带刺的药，它首先就可以打通肝脏系统，治疗胆囊里面的结石、息肉跟炎症。

人痒时有什么现象？

就是抓。抓是什么？挠通它，就舒服了，不痒了。

所以我们用带刺的药苦刺跟刺苋能够行气活血，立马就疏通开来不痒了。

两个药配在一起洗浴，第一次洗就好了一半，洗了五六次全好了，四处寻医，这个小小的洗剂方却把它洗好了。

我听后赶紧记下来，带刺的药能治皮肤痒。

以后碰到皮肤瘙痒症，可以用一些芳香开窍和带刺的药，配在一起，肯定有效。

比如两面针，它可治疗过敏性瘙痒，再加一点败毒的药，下半身痒就加苦参、百部，上半身皮肤表面痒加荆芥、防风、薄荷，根据症状灵活加减。

上车村也有几个治肝炎的高手，他们的肝炎方都很普通。

其中有一个肝炎病人，做身体检查的时候，发现转氨酶一百多，很担忧，

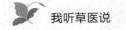

他回到村里来找金昌叔。

金昌叔让他去拔了红背叶，红背叶就是我们讲的一点红，和瘦肉一起煮。

吃下去那个转氨酶就降下来了，没有服用一片西药。

有些地方，把红背叶当成蔬菜吃，新鲜的红背叶拿来煮汤打汤，可以把肝中的败浊排走，而且吃完后，人的脾气会变得好一点，不会那么容易无事常生烦恼，无事常生闷气。

凡是无事常生烦恼闷气的人，肝脏都有堵塞。

这里还有一个很神奇的药方。

不用花一分钱，就能治好一系列疾病。

最严重的叫作烂手指，中医叫蛀节疔，就是手指好像被虫蛀了一样，蛀一节就掉一节。客家话叫发蛀节，好像树木被虫一节一节地蛀断。

有一个妇人的手指，蛀节由皮肤到肉到血脉，最后蛀到骨头去了，都能看到白骨，怎么用药都不好。

她抱着试一试的心态找到金昌叔，金昌叔笑说，这个太简单了，拿三个黄豆放到嘴里嚼，嚼得碎碎细细、黏黏的，往手指疮口上面贴。

结果百药乏效的，这样一贴就好了。

这个是独门秘方。

学生问："生的黄豆吗？"

答："对，生黄豆要自己嚼的，用自己的口水嚼碎黄豆。"

然后那个疮口就会长得很好，就不会有切手指的担忧了，这个方法救了十来个人，有重的有轻的，有医院治不好的，有刚开始就找到他的。

金昌叔说："我敢这样普及给你们讲，是因为我这些方法都是无害的。"

你听后，说不定不经意间，就把那个顽症扭转过来。

所以有病时不要担忧，不要搞得六神无主，你要去找方法，没有可怕的疾病，只有无知的担忧。

还有碰到背部烂疮的，即背痈。

金昌叔说背痈严重的会致命，古代好多劳苦人民背部烂疮后，烂疮跟碗一样大，最后死掉。

你想一想背部膀胱经督脉走过，那周围都烂了，滞塞了，人就一命呜呼了。

金昌叔治疗这个背痈，亲手治好了好几例，而且他还把方法介绍给别人，治好的病人更多。

他说这个病在以前很好治，怎么好治？

背痈病人的背部疮口，每天都流出大量脓血水，怎么治都很难收口。

金昌叔问病人："你家养猪没有？"

答："养啊，都养。"因为那个年代大家都养猪。

"简单，你们养猪不是熬红薯叶吗？"

红薯叶熬了放在那里冷却，有些放好几天它会腐烂掉，发出一种特殊的怪味，就要这个红薯叶放几天腐烂掉的，拿出一大坨来，然后厨房里烧大柴的火炭，火炭最好的是松树的炭，烧完大松木过后，把那些炭拿出来捣烂，然后跟烂红薯叶搅在一起，火炭是干爽的，烂红薯叶能拔脓毒，火炭能使伤口干爽。

就像盖房子的泥水工一样，用水泥把洞堵上。一坨水泥补上去就圆满了。一搞上来贴在烂疮上面，那个脓头就慢慢地就收小了，不痛了。

一贴上去很舒服，很干爽，不流水了，疮口变小了，十来天就收口了。

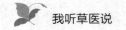

这个病人死里逃生。

假如普通的流鼻血，一时难以找到药怎么办？

金昌叔说，简单，男人流鼻血用冷毛巾贴到乳房侧面，鼻血就会减轻，女人流鼻血用冷毛巾贴到耳朵上。

这是什么机理？

凡是流鼻血的，有好多看起来是肺的问题，但其实是肝的问题。

中医有个说法叫做木火刑金，就是肝木"着火"以后，它首先"烧"到肺。

所以有些人肝火一旺起来，皮肤就起疮，肺主皮毛。

肝火一旺巩膜就变黄或者变红，喝酒易伤肝，喝酒后眼睛就有红血丝或者发黄。

所以好多人流鼻血，或者是肺火重的人，都有个特点，就是性子急。

而哪条经脉是专门降肝火的？胆经。

脏邪要还腑，肝脏的邪要通过胆腑来排，像心脏有郁闷的就通小肠，肺脏有郁闷的就通大肠，肝脏有郁闷，就利胆。

像肝脏压抑得很厉害的，我们把柴胡用上，为什么加黄芩呢？柴胡疏肝，黄芩利胆。

小柴胡汤就能把肝邪排到胆跟大肠再排出体外，而半夏，跟生姜就把气从胃一直排列肛门去，这个路子很不一般。

人参、大枣、甘草，就提升脏腑的力量。

所以你深谙小柴胡汤这个宗旨，你知道这个经脉的走向，你再去看金昌叔提倡的这个小方子，就会豁然开朗。

乳房跟耳朵周围，都是胆经所过。

所以有句话说，如果不懂得经络，学医就好像盲人走路。不懂经络，学医就好像痴人说梦。

所以这个对肝胆火旺，脉弦的，冷毛巾敷于耳朵或者乳房侧面，就可以把流鼻血止住，这叫不药而药。

再跟大家讲一例。

在学校最常见的就是季节变化的时候喉咙痛，咽喉痛得冒火，严重的痛得东西都吞不下，连水都难以下咽。

那一次热性感冒，有十多个孩子都是这样的症状，天气变化后，好多人体内的热毒就会发出来，聚在咽喉最狭窄的地方。

他们找到金昌叔，金昌叔说："这个还用得着其他什么药？就那个路边的蛇坡。蛇坡就是蛇莓，像小草莓一样，矮矮的，整棵拔出来煮水，一吃下去就好了。"

更有一种叫毛老虎的皮肤疮，长一个疮上面就长一根毛。喜欢长在脚趾头上，我们客家话叫毛虎，其实叫无名肿毒。

金昌叔说："你别被它吓到，你有好药，这个毛虎就是纸老虎，一戳就好。"

怎么戳？用那个棉花沾以前点灯盏用的水油。

棉花沾水油敷在皮肤疮上面，当天贴当天好，就是可以痛十几天的毛老虎，这一贴就好。

还有那个烂肛门，就是肛周脓疮，这个在当今时代越来越多。

因为嗜食肥甘厚腻，熬夜不节，加上久坐不动，湿毒全部聚在肛门，所以十人九痔，好多人都有痔疮，要么久坐，要么熬夜，要么嗜食肥甘厚腻，过度了都会得痔疮。

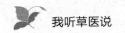

有些人喜欢吃辛辣、肥甘厚腻的食物，疮毒通通泄到肛门去了，聚在那里，人又坐在那里不运动，久了就鼓包，压迫血脉就会形成痔疮。

但是痔疮它又是一个好现象，什么好现象？

脏邪还腑，疮毒本来要攻上肺的，却被压到肛门去了，但是如果不排出来久了也会出问题。

这个人烂肛门烂得很厉害，坐立不安。

金昌叔给出一招，基本上百用百效。

红背就是一点红，加消山虎，一起捣烂后，放些黑糖搅拌，贴在肛门上，贴一次就好一次，换一次药就好一点，一般三五天就好得七七八八。

金昌叔说，人家用消炎药，而我们的红背跟消山虎就是最好的消炎败火药，局部只要烂疮火，这个贴下去就管用。

配黑糖，糖类甘甜，甘甜益力生肌肉，能够促进肌肉愈合。

脾主肌肉，其味甘。所以如果手术过后有疮口，要吃一些甘温健脾胃的黄芪、党参、甘草等，吃下去脾胃很受用，肌肉也会长得很好。

所以说，祛斑要怎么办？

长斑或是伤疤老是不消，就是因为脾胃不好。

脾胃好的话，那个伤早就好了。

党参、黄芪、甘草、白术、陈皮，就是四君子汤的基础方，随证加减，脾胃一好，那个疮疤就会慢慢收。

所以这个小小的招法，由坐立不安，变为喜笑颜开。

所以当个中医是很有成就感的。

我讲一例，也是肛周炎症，现在有两三例都是这样子好的。

我用的是马齿苋，单马齿苋就管用，如果再加一些刺苋，效果会更好。

为什么呢？刺苋带刺能开破。

所以它能够破开疮周围闭阻的毒浊，所以这个刺苋很好用。

你们是不是羡慕那些走江湖的高手，他们不怕毒蛇，被毒蛇咬了，把药吃下去，就能立马表演，这些人必定有法宝。

金昌叔说："今天讲的这个法宝，基本上是很少有人知道的，而且是万金不卖的，因为这个在我们整个揭西救了无数人，有些被蛇咬的将死之人都能把他救过来"。

这个传自我们当地一个老医，这老医一辈子都秘制蛇药方而不传，有一个跟他很要好的朋友，一心想得要得到他的蛇药方，盛情款待他，经常跟他喝酒，他都不讲。

直到有一次喝酒的时候，朋友说："不讲也可以，这个蛇药方，可能会有用到的时候，你给点药我去泡。"

一般他是不给的，这么好的朋友，他也以为无所谓。

上楼拿了一大包药给他，朋友拿着这些药，赶紧就跑，跑到哪里去？

跑到山里，逐家逐户地问那些山农药农那都是什么药。

有一个就被认出来了，就是豹皮樟，樟树是樟科的，豹皮樟是它的别名，它又叫白叶子树。

金昌叔说："你知道吗？这个小方子，我开车基本上都带着它。"

他用这个豹皮樟泡酒，然后装到点眼药水的瓶子里。

我跟你们讲一些他用这个药的神奇之处。

有一次碰到一个牙痛的病人，痛得眼泪都流下来了。就用这个"眼药水"一点就好了。

见妇人肚子痛得倒在地上打滚。

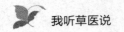

金昌叔将这眼药水瓶拿起来，挤到那个肚脐里，拿纸巾一包，好了，等下站起来，若无其事。

就是说不知道什么原因，莫名其妙的各种疼痛，都可以用。

豹皮樟的作用就是行气活血、祛风除湿，它简直是集风药、气药、血药于一体，它可解郁，又能活血治跌打伤，还能祛风湿，更重要的是，它还解毒。

人身体要么气滞，要么血瘀，要么风湿，要么产生毒素。

豹皮樟一个药就全部管了。

这个药名为豹皮樟，像吃了熊心豹子胆一样，太霸道了。

它又是樟树的皮，所以它带芳香气味，芳香能开窍，吃了能够让人冲动有勇气。

所以有人问我，胆小了怎么办？

胆小就是要吃一些像细辛（细辛粉剂不过钱，有毒），樟科的植物或者一些风药，吃了后那些胆怯的人，会变得勇敢雄壮。

哎，如果你要上战场打仗，要怎么办？喝酒最能壮胆。没酒了，就嚼几个辣椒，你的拳头就会硬一点。

硬一点人就比较有魄力，病就少了。

然后金昌叔又碰到一个流鼻血的。

在那个路上流鼻血喔，路上碰到一个流鼻血的人，用湿毛巾止血都不方便，好，把那个眼药水瓶拿出来。

这个豹皮樟搞了水一滴上去，好了。

最厉害的是一个蛇郎中。

我们古代有蛇郎中，摇街串巷卖蛇药。

蛇郎中就治疗一些皮肤病，蛇郎中卖蛇药就要表现啦。他那个笼子里有蛇，人被蛇一咬用了药就好了，所以大家就买他的药。

有一次，他试着用舌头去引那个蛇，结果舌头被那个蛇咬了，立马舌头肿得嘴巴都张不开，整个脸都变黑了，他的蛇药用下去，都救不活。自己救不了自己了。

然后这个懂豹皮樟的老医看到后，嘿嘿一笑。

回家拿这个药酒，敷到那个疮口上。再让他咽下去一些，好了。

令那个蛇郎中都佩服得不得了。

所以金昌叔说："别的不讲，这个是我的绝活，是我出门在外必带的，这个小问题来解决小问题，大问题来可以临危救命。"

所以在外面这是保命符，可媲美万金油了。

他说流鼻血、肚子疼、牙痛、无名肿毒，是常用到的。

金昌叔还用这个治疗瘙痒，哪里痒都好，一擦就好，它治标效果特别快，行气活血，气通血活何痒不愈。

前两天，上车村有一个阿叔，睡觉被蜈蚣咬了，疼得眉毛都翘起来。

赶紧翻箱倒柜，消炎药、止痛药、万金油统统都用上，止不住疼，都没法睡觉了，折腾到天亮。

金昌叔这个豹皮樟药酒，一点下去，立马不痛了，第二天再点一次，肿就消掉了。

蜈蚣咬的疼得头发直竖的，就用豹皮樟药酒。

所以又痒又痛又肿，一擦它就好，这是家中常备的。

金昌叔说，用豹皮樟跟两面针，一起泡酒效果会更好，有麻醉跟镇痛效果。

03 ▶ 徒手治病

人如果不接触一些奇人、奇事，你就不知道这个世界能给你多少惊喜。

有一个病人，他牙齿痛得不得了，痛到觉得吃药见效太慢，就想找立马止痛的方法，先让他定下来。

金昌叔说，有一个穴位叫牙根穴，就在中指跟无名指开叉处。

中指跟无名指开叉处，（外侧）这个地方使劲地掐下去痛点就转移了，所以牙痛得越厉害，你就掐下去，然后使劲揉，瞬间这个痛就止住了。

我当时就琢磨为什么这些缝隙可以治疗口腔、牙齿方面的痛症。

因为两个原因：第一，我们口腔里那些经脉有好多是落到这个手上来，所以面口合谷收，头面的病症就在手上治；第二，这些缝隙之处就是最容易藏污纳垢的地方，你看人的下巴、腋下、腹股沟这些地方，都容易藏些污垢，所以这些地方你把它揉开，其实就是帮这个缝隙洗一洗刮一刮，揉开后痛就消了。

中医讲痛则神归，靠什么治病？

不靠药靠精气神，精气神足百病除，精气神虚百病欺。

还有一个牙痛的病人，他是下牙痛，刚才那个病人是上牙痛，从手上找穴位。

下牙痛呢？对，就是太冲穴。

脚部的缝隙，那个地方好奇怪，如果这里越痛，使劲掐下去，红点瘀就出得越多。你使劲掐下去，有些人严重的周围还会起水泡，皮肤会烂掉。但是它烂掉以后，上病下取，一下去上面就不痛，就通开来了。

所以这就是人体的开关。

这是金昌叔徒手搏虎空手治病的精彩之举。

没有用特别的药就能治病。

就像咽喉炎，发炎到疼痛厉害的，就少商放血，即人体肺经最末的一个穴，效果就很好。

所以能用一些手法推拿按摩外治法，治好病的，不药而愈，那这个医生也不得了。

还有总是打嗝怎么办？村里有些人打嗝一两天都好不了，挺严重的。

金昌叔说好简单，手上有劳宫穴，在劳宫穴上倒点水，然后举着，打嗝就会慢慢止住。

第二种，直接点按。为什么呢？你举成一个窝，水倒下去，全都下到窝去了，所以它起到一个下气和定神的作用。神乱则气乱，气乱才会打嗝。神定则气定，气定则神闲。

还有一例颈椎病，头痛得弯都弯不了，严重落枕。

金昌叔说这个是晚上睡觉吹了风。

那病人说："对啊，就是天气太热了，吹空调过后，一起来头痛颈又僵"。

大拇指跟大鱼际交接的这一个圈处，你使劲地揉，像洗衣服那样揉搓，搓得越凶越猛，上面的痛就好得越快。

基本上你一搓，颈酸就减轻了，搓大拇指的根部，它就治这颈部，为什么呢？

拇指同身，这个拇指跟我们身体是相对应的，上半节代表头，下半节

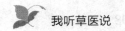

就代表身体，这中间的就代表连接头跟身体的颈部。

多懂得这些外治法，普通的牙痛、咽痛、颈僵、打嗝，现在都有招法了。

而不会等到着急的时候，才心急火燎。

你平时多揉揉，就是保健颈部，两边揉了你会发现，本来沉闷沉闷的就变得有精神了。

金昌叔说这个招法对于急性颈僵颈痛的，能够立马缓解。

还有在农村有些人莫名其妙被蜈蚣咬了，前面我们讲了，可以用那个药酒，假如你一时没有药酒怎么办？

蜈蚣咬了，如果家里有鸡，用鸡的口水擦下去就好了，因为鸡能克蜈蚣。

蜈蚣再毒，那鸡一啄就把蜈蚣吃了。怎么取鸡的口水？

有一个人，他被蜈蚣咬到，总取不到鸡的口水。金昌叔跟他讲，把鸡反过来，口水就滴出来了。将鸡倒立，就是把鸡的脚一提，等一下口水就流下来了。

之前痛了一天，痛得眉毛都竖起来了，就连续搞了六七滴鸡的口水，擦下去就好了。

如果你还搞不到鸡的口水，也简单，直接用手把鸡的嘴巴撬开来，伸到嘴里搅几下，然后搞出来擦下去也管用。

就说不用很多，敷上去它就管用，很神奇，这个是民间试效果了。

我再给你讲一些小招法，就是你身边没有现成的药，也能够将病治好，就是应急的法子。

有一次金昌叔去摘龙眼，那些龙眼周围有竹子，白竹子长得太密了，要砍一些。

他砍竹子，不小心砍到一个蜂窝，是那种比苍蝇还小一点的蜜蜂，一下子全部散开来了，蜜蜂全部扑到他脸上去，蜇了他十几下。

　　然后他隔老远就叫："哪个朋友赶紧去给我割点芋头叶来。"

　　但是此时金昌叔痛痒的不得了，而且这么着急，上哪去找芋头叶去。

　　有个老农说，不用急，赶紧找个别人看不见的地方自己撒泡尿，完了往脸上抹。

　　金昌叔就背过去撒尿，然后用手捧住就往脸上抹。

　　一洗完就好了，红肿热痛通通消掉，好得七七八八，然后剩下一点点的那种辣痛，一两天内全部没有了，被叮了十几下，就一泡尿治好了。

　　这个小便解毒之功真是不可思议，当时以为跌打伤可以用它，没想到一些外伤肿痛，它也有效，童便解毒特效。

　　所以金昌叔跟我说，这是正宗的秘传特效药。

　　讲了普通人不敢相信，因为你没试过但别人试过。

　　那芋头叶怎么用呢？到时候金昌叔会给我们讲。

　　听说过发鸡屎堆吗？

　　就是头上长烂疮老是出脓水干不了，一把它抠掉，它又烂又爆脓水，一坨坨像那个鸡屎堆一样。

　　以前很多孩子都见过都知道，鸡屎一样，一堆一堆的。

　　这个病就有它的专药，而且还不用到处去找，也不用花太多的钱。

　　金昌叔说，这个病治了无数，只有两招。

　　第一招就是用葫芦茶。葫芦茶就是百罗舌（客家话音译）。用它熬水熬得浓浓的，拿来外洗。

　　金昌叔说这个他一定要讲出去，不想带进棺材。

　　有一个妇人的女儿就得了这个病，痛苦得没办法出门去见人，抑郁得

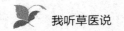

想自杀。

金昌叔让她用葫芦茶煮水洗，一天好一半，几天全好。

葫芦茶能杀百虫，百种细菌作怪，一种葫芦茶搞定。

以前的人都会腌咸菜，我们客家人腌咸菜，很高明，可以让咸菜保存时间更长，而且不生虫，秘诀就是放葫芦茶，放几片葫芦茶，一个咸菜，留着一两年都不生虫，是天然防腐剂。

所以中药里开发这种天然防腐剂，无毒副作用的，这是未来的一个大趋势。

你想一下用这个葫芦茶保鲜的咸菜，跟那个化学药品保鲜的咸菜，你会选什么？毫无疑问，自然选无毒副作用的。

山里的老农都知道这个经验。

如果要这种鸡屎堆好得更快的话，还有一招。

金昌叔说在城市里未必能找到葫芦茶，但是能找到火柴。

火柴点燃后，将火柴头那些残末刮下来，刮下来以后往流疮脓的地方一抹，就是药粉子，那疮脓立马干燥结疤，你再把它抠掉就不长了。

原来它还有这个功效，干燥的东西能让水湿的地方变得干爽。

学生问："那木炭是不是也有效果？"

老师答："没有火柴的效果。火柴里面应该含有一些硫磺或者硝之类的成分，可以杀毒杀虫。"

就如地板流水，拿草木灰按下去，再扫一下就干了。

这就是燥能渗湿的原理，干燥的东西能够让湿的地方变得清爽。

有些人打赤脚到田里去，他脚部会长湿疮，家里叫发猪屎疮。这时怎么办？

用番梨皮,就是菠萝的皮泡酒,一擦脚就好了,菠萝的皮泡酒,那是大药,可以治猪屎疮。以前有些人干活,脚踩到那猪圈里,被咸水臭水泡到脚后就会痒,痒得晚上钻心,彻夜难眠。这个菠萝皮泡酒擦上去就好。

所以你看连菠萝皮都是药,这个中医太厉害了。

再跟你们讲跟菠萝有关的,你们学会了可以凭这个出去赚大钱了。

学生问:"美容?"

老师答:"比美容更厉害的,怎样让肾结石的病人,让他不用遭受吃药之苦,又能治好病,这很难得,只要结石小于尿道口就能够排出来,不管身上有多少结石。"

上车村有一个村民结石过后两腰酸痛。

然后就用菠萝跟白醋,泡在一起吃,吃到饱,吃一天不痛了,吃三天好了。一般要吃七天,但是他吃了三天到现在没有发作过。

肾结石和尿道结石比较好治,胆结石要难治一点,我就琢磨这个道理,醋能软化血管,菠萝味道酸甜。酸能够收、能够软,能够补益力气,所以有些人吃了菠萝会上火,补热了。

金昌叔说吃的上火了也不怕,就是要吃到有股劲,排尿有力量,能大泡大泡地排。

如果吃到尿黄赤了,你就去拔一把车前草,或者再加单片牙,吃下去就好了。

所以你不怕热起来呢,你有热量有能量,才能将石头"赶"出体外,最怕你身体没热量。

所以菠萝跟白醋连吃七天吃到饱都不怕。

因为我以前也听过国外有用苹果汁或者柠檬汁之类的治疗结石。

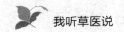

二者机理有相通之处，酸涩收敛涤污脓。

草药气味分为辛、甘、酸、苦、咸五种味道。

辛香定痛祛寒湿。

辛香的药草，比如山苍树，还有芳香的羌活、藿香，它们能把痛给定住，叫定痛，能把寒湿"赶"走，叫祛寒湿。

甘甜益气生肌肉。甘甜的药，吃了让人有力气，像昨天我们泡的枸杞党参茶，反正只要觉得干活容易疲倦，累的时候泡一壶这个茶，边喝药边干活，力量就像涌泉一样转化出来，没喝之前去干活，就像骑没气的轮胎一样，既费劲又伤胎。

所以有些人干活把身体累伤了，因为他们疲劳去干活，就像疲劳开车、疲劳驾驶一样。

所以补气后再去干活，力气会越来越足，这叫甘甜益气生肌肉。那些劳累的人，气都喘不过来，坐下去屁股就跟凳子粘在一起，不想动的，五指毛桃、牛大力、巴戟天、枸杞子、甘草、党参这些药，一吃下去就动起来，因为气一足他就动了。

所以有些懒人，其实是气虚熬夜劳伤了气血。

苦寒清火消炎热。

如果有人眼睛痛了肿了。

就去野外找点那个苦的草药，吃起来凉凉的就好了。

苦的药有什么？有印度草、黄连、野菊花，带苦味的，清火消炎热，吃下去，即使没这些苦瓜大量地吃，眼睛也会变明亮，疼痛也会减轻。

口苦咽干了怎么办？可以找点带苦的药草。

你拿药草拿到嘴里一尝，苦涩苦涩的，煲点汤水吃下去，喉咙发热好了。

最后一句：酸涩收敛涤污脓。

这句很霸气，酸涩的东西，它能够把脏东西通通收敛起来，让脏东西不要"嚣张"，把你的结石收起来"打包"了，然后涤污脓就像你洗那个地板，洗涤污脓排出。

所以菠萝醋就是酸涩收敛涤污脓的代表。

如果懂这个，你泡一些拿去卖，肯定会大卖。

04 ▶ 草药疗妇人产后病

有句话叫做不集百家之长，不能成一家之美；不取法至高的境界，不能达到独到的领域。

所以我们见到绿色的就是药，见到民间老人家也是宝。

因为他们未必会医病，但是他们听到的、看到的、见到的有几十年经验累积下来的东西，那都不可轻视。

比如金昌叔讲到有个妇人，生完孩子瘦得只剩下 70 多斤，吃不下东西又干渴。

人最可怕的就是身体消瘦，肚子饿想吃东西但是又吃不下。

金昌叔就说这是小问题。

因为金昌叔治疗这类妇人虚弱的病治了很多。

他出了一招，让这个妇人经过两三个月的调理，70 多斤就长到一百多斤。

什么方法？这是妇科产后的秘术。什么叫秘术？就是秘而不宣，在民间暗暗流传的一种方法。

在我们广东岭南，这片土壤长有很多山苍树，它的子就是荜澄茄。

岭南春来早，花开满地香。

子曰荜澄茄，根名豆豉姜。

入口肠胃暖，煮水腰脚壮。

外擦风寒祛，常备人无伤。

这个就是赞美山苍树的诗，你把这首诗背会了，山苍树的功效你就全通了。

你看它有一句话叫入口肠胃暖，煮水腰脚壮。

它可以补脾肾，吃了肠胃暖洋洋，很好消化，喝下去凉一点的水它都能化掉。

煮水腰脚壮，煮出来的水你服用了，走路腿会很轻快，腰会有力，干活更带劲。

所以他建议这个妇人用山苍树的根炖鸡汤。

这个妇人的肠胃没有再撑过。

因为山苍树芳香能醒脾开胃，能祛风除湿，舒筋活络，经络打开了，吃水谷都是大补，经络打不开，吃大鱼大肉都是大堵大毒。

所以我们每天都要习劳半天，就为了另外半天有很好的状态去读书，还为了下半辈子少疾病而奋斗。

后来，这个妇人提了一大筐水果，送给金昌叔，很高兴地前来道谢。

又有一例妇人生完孩子口中干渴。

妇人产后干燥症很常见，为什么？产后阴血伤，阴虚则燥。

就是产后口中干燥，像沙漠一样，古人讲，产后宜什么？宜温。

产后如果吃太多凉的，口中干燥就拿冰水一喝下去，麻烦了，五脏六腑都有风湿，会痛。

所以这个时候有没有一招可以直接让妇人产后干渴干燥的症状迅速滋

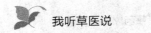

润过来。

金昌叔说这很简单，产后煲鸡汤的时候放一两把山苍树根，吃一次口中生津液，不用吃第二次。

干燥十几天的话就吃一次，第二天就好了。

山苍树根有什么味道？

味辛，芳香，辛能润，辛为什么能润？

辛能行气能够宣发，把津液敷布到五脏六腑，再送到四肢百窍，口腔也是孔窍之一。

所以产后干燥症，用山苍树根煮汤。

还有一个肚子胀风的案例，什么叫肚子胀风？

这个小孩子三天都吃不下饭，刚开始还能喝水，后来水都喝不下，肚子鼓得像皮球，屁又放不出，好难受。

金昌叔看了说这个简单，风嘛，要用什么？

风要用芳香的药才可以散。

在岭南很难找到药草芳香能盖得过山苍树的，你把山苍树枝干一剪出来，放在鼻子里一闻，整个脑窍都为之一开。

有些人颈椎不舒服，摘山苍树的籽做成枕头垫下去，那颈椎就舒服了。

劳累了，颈部湿气重，山苍树一放下去，芳香化湿。

所以金昌叔就建议孩子的母亲，赶紧去挖山苍树根，煮水，有山苍子一起放进去更好，暖胃驱寒，疏风活络。

吃一次肚子像皮球放气一样，放了几十个屁后，那个风气就消掉了。

所以碰到这种肚子胀满闷的，如山里孩子们喝泉水肚子喝得胀鼓鼓，很不舒服，走路都没法走，山苍树的叶子捶烂或者嚼烂敷在肚脐上，现敷现好，它非常芳香，芳香能开窍。

还有关于山苍树治疗鼻炎的，这是刘老师的独门秘方，也是凤阳方的精传。

一味山苍树就相当于苍耳子、辛夷花、菖蒲、白芷。

鼻子塞得再厉害啊，用这个山苍树煮水，一喝，鼻子就通开了，能喝酒的再加点酒，效果更佳。

山苍树就像拓荒的将军关云长，加酒就像赤兔马，两个结合骁勇善战，所向披靡。

它走窜的能力很强，吃了后胃口又很好。

所以这味山苍树是绝对排得进去岭南十大名药里的，可惜人家只知道补药巴戟天、牛大力，却不知道这个祛风除湿、芳香健脾的风药——山苍树。

在五经富镇，只要他家里还有小孩出生，就没有哪个家庭不知道山苍树的，为什么呢？

生完孩子要想妇人在接下来的日子不得风湿痹症，腿脚不会酸软，就赶紧用山苍树熬水洗澡。

山苍树一味，就是产妇洗澡的月子药。

产妇浑身酸软没力，洗过后筋骨会强大有力。

那感冒的人呢？照样可以，感冒浑身酸重的，山苍树熬水，利用那个热的蒸气熏头熏出了汗，然后再用山苍树水洗澡，感冒初起一次就好。

所以我们附近的山苍树基本上被拔光了，采光了，还剩下几棵小的，如果想要多一点，就要到深山里采摘。

所以有时候采药，不入深山里就采不到很多奇药。

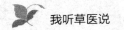

读书也一样，不深入古籍呀，就读不出、抠不出很多好的经验。

就像大文豪讲，美丽的风景，总在人迹罕至的地方。如果没有坚强的意志力，你就到不了。

美景总在绝境后。

如果你想要学好一样，也要置之死地而后生，把自己放到最偏远的农村山间去，然后你再从那里出来就不一样了。

所以很多人喜欢去义诊，我觉得义诊要把那个范围打广阔一点，可以去新疆，西藏去义诊，但是大家要注意人身安全。

还有一条，佛学院请我们过去义诊跟讲学，我们可以到佛学院里住一段时间跟他们分享中医，然后再加上义诊，到那个时候人生的经历会更丰满丰富。

但是你如果没有主干，有再多的枝叶都没用，全国逛个遍都没用。

现在再跟大家讲一个乳癌的病人。

乳癌，听起来很恐怖，但在民间并非不治之症，所以不要被吓倒。

这个乳癌病人在深圳医院检查，医生建议赶紧做手术切掉乳房，再不切掉癌细胞会扩散得更快。

女人的乳房，男人的睾丸，都是身体最重要的器官。

这妇人很不情愿做手术，她回来后找到金昌叔，问有什么法子。

金昌叔看那个乳房硬结得像板石一样，这种硬结是很难散掉的。

金昌叔说严重癌瘤要当成附骨疽来治。

什么叫附骨疽？就是附在骨头上的那些疮疽。

曾经有一例附骨疽在大腿上的病人，治了好久都治不好，碰到金昌叔，金昌叔让他用辣蓼叶子加洋碱一起捣烂，洋碱知道吗？

洋碱就是西洋过来的肥皂，捣烂过后，炖热敷在患处，连续换一周左右的药，那肉就慢慢长出来了。

他把这个方法用到癌症病人身上，反正死马当活马医，努力一把，想不到一剂贴上去，当晚就不痛了。

第二天再贴，那些脓水集中到一处。硬疙瘩变得软绵绵的，变膨胀变大了，妇人还有点害怕，第三天一贴下去，一挤那些脓浊通通都出来了，这创造了奇迹，病人不用做乳房切除手术了，死不了了。

所以这个也是草医界的奇迹，你以为要治个三年五载的，结果三五天治好了。

这个案例从头到尾记录下来，可以给很多迷途之人一盏明灯。

所以草医有很多不可思议之处，绝非我们现在能想象的，草药有很多神奇之处，也不是普通药书，普通人看了后能体验到的，因为你没见过人家用这个药起死回生，你就不知道这个药有多厉害。

学生说："老师这个写一篇论文估计可以得诺贝尔奖。"

老师答："我觉得诺贝尔奖都没办法拿来评价这个草医草药的，它已经属于超越性的东西，不是人类现在的智慧能够完全解密的，就是我们现在对草药草医各方面的研究，也只是冰山一角，所有古籍加起来都是冰山一角，它背后强大的功效，怎么灵活地使用搭配啊，好多人都不知道，即使你是大学教授，这方面也有很多短板。"

然后这个病人的一个表妹，得了乳腺囊肿，还没到那个癌瘤的地步，她说既然癌症都能医，那这个就小菜一碟，也是用这个方法贴上去，将乳房流出的那些血脓水挤干净后就断根了。

所以金昌叔还制了一些粉末，碰到一些无名肿毒，就跟洋碱倒在一起

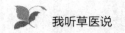

敷上去。

　　而且要在冬天制造这些粉末，因为冬天制造它不容易发霉，我们制作地浆水，以金昌叔的经验，冬至做，可以保留两三年。春天做的一般只能留一年半载或者几个月，因为春天的蜂蜜不耐留，而冬天的耐留，因为冬天水分少，不容易潮霉。

　　再凶的无名肿毒啊！这个药就是它的克星。

　　男女同房以后，严重的气虚乏力，或者留下硬伤，什么硬伤？就是人到中年以后就没劲，气虚脱力，干点活就飙汗如雨，心慌、心悸严重的话会得虚劳症。

　　很多老来疾病都是壮年时招的，年老的疾病就是年轻时的无知，纵欲过度埋下的因子。

　　女人就是生完孩子月子没坐好，男的就是同房以后身体透支了，没有及时修复。

　　金昌叔说你如果懂中医，你身体八九十岁等于别人五六十岁的状态，所以为什么金昌叔雄赳赳气昂昂，骑着摩托车去洗温泉汤，80多岁的他说，他就是一个榜样、表法，80多岁就靠一个药盒保持精力。

　　他就把那个药盒打开来给我看。几个药加起来就能治疗虚劳补损，尤其是最虚最累的时候，冲一剂喝下去，然后再去休息，精力恢复的比平常快一倍以上。

　　有个人打稻谷过后回来脱力，整个人手都抬不起来。

　　金昌叔就从药房里拿了一包药，抓一把给他说泡水吃了就好。

　　这个人说哪有可能，现在累成这样，赶紧去医院打吊针吧。

　　金昌叔说搞不好再送去，吃下去呼噜呼噜睡一觉起来，生龙活虎，又干活去了。

又有一个 80 多岁老者，脚软没力，像那个软脚鸡，什么叫软脚鸡？那鸡走起路来，屁股坐在地上，脚无力支撑。

我们讲气虚则惰，气壮则挺。

一个人气壮的话，他走路都昂首挺胸，气虚的话还没走几步路就找凳子坐，现在很多人一到一个地方就急着找什么？不是找凳子就是找厕所，因为气虚后尿收不住了。

金昌叔拿过来三味药，各抓一把，让他泡水喝。

他说不用多一点吗？

不用，一次吃下去就好过来了。

所以虚劳体弱脱力啊，这个药可迅速康复，比仙鹤草还管用，我们称仙鹤草为脱力草，但跟这个药没法比。

还有一个穷苦人家干活，我们客家话说最怕的就是穷人又娶到弱媳妇，这就麻烦了，穷人娶弱妻，苦死没人知。

但是如果碰到草医给你出招，能同情你，就说同样干活，别人干一天好，他干三天干不好，而且还经常吃不饱。

金昌叔让他把这包药拿回去吃了，吃了以后干活快一点，肚子也能填饱。

他也没有办法付钱，当然后来也很感谢金昌叔，拿那个药回去，吃了过后，第二天干活超过常人，割稻谷、割草，干力气活，精气神十足。

我就奇怪为什么以前用这么普通的药会有这么好的效果？

因为村民心性比较淳朴，饮食、作息比较规律。

然后还碰到一例。受凉以后鼻子塞头晕，我们中医叫做气血不够脑缺血，头脑阳气不够。

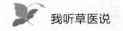

金昌叔说这个可以当做虚劳来治，严重的劳损都可以治好，这个普通的身体透支，肯定也能治好。

结果一味治鼻炎的药都没有，吃了一次，鼻炎好了。

所以经历这次过后，我再看病的信心大增，而且治病的招法会更简单更有效。

金昌叔叮嘱过我好多次，这个不要轻易拿出去讲，其他的好讲，这是他的独门绝方。

就是人累了劳了损了过后，服用这个可以很快修复。

秘方就是上等的龙眼肉。

龙眼肉能够养心脾，治疗心慌心悸，心脏没"油"了，龙眼肉能点心"油"，一定要用上等的龙眼肉龙眼干。

还有人参，用泡参也行，将人参打成粉，加上龙眼肉粉各用调羹搞一把，再搞一点点白糖，三味药了。

然后最热的开水冲下去一盖，等它们融化后拿起来，慢慢地品，要趁热喝，绝不能凉了喝。

因为人体虚本来就是寒凉底，再寒凉喝的话叫孤阴不生。

趁着烫嘴的时候一口一口地抿，同时要吞下很多唾沫。

人参补阳气，龙眼肉滋阴血，白糖调和阴阳，这个方就是阴阳一调百病消的方。

一吃下去，一般人心脏都能恢复活力。

所以你这段时间，感到特虚特劳特累特疲特倦，不怕，这个方吃了后去运动，去出点汗，回去早点睡觉，这几个药同时照顾到你的精力，会比平常升发得更快。

如果没有上好的人参，就用普通的，如果要急救，就要用上好的人参。

普通的调理，用党参加点枸杞子配一下也行，就普通的精力恢复，没有十成的效果，有六成五成也好。

如果你想要最好的效果，就要用上等的野山参或者上等的泡参。

这个就是古人做的试验。

让两个人一起去走路跑步，两个人体力差不多，走三五公里，十来公里后，就开始气喘吁吁。

回来再做实验，让两个人的其中一个服用这个参粉，另一个人什么都没服。

结果开始走，没服药粉的人气喘吁吁，服的人气息绵绵，不喘不累。

据科学研究，人参能够提高身体抗氧化能力，提高身体的抵抗能力，耐劳耐累耐损，人参也。

所以懂得这个小方子练功很管用。

金昌叔说这是他治疗虚劳百损的绝招，是补气血提升最快的方法，也是他自己多年体验的好东西。

我说千金难买。

老人家说："这是万金难买，你看我现在80多岁，都能风风火火，走路不拖泥带水，就靠它，隔三岔五就来一点。"

如果你现在80多岁，能这样喝，一般三四十岁的，不建议讲这样长期喝，长期借钱将来终要还的喔。

但是如果体能劳动各方面又够，有那个功德，你再来服就很不错。

金昌叔说这是保命方药，人弱了就要用这个来撑，可以撑起瘦弱之人。

还有一例低血压，头晕，感觉天旋地转，在床上都不敢起来，一起来

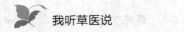

就要倒，一过性脑缺血。

金昌叔说："你为什么不早来找我，包了药拿回去吃了就好了。"很有底气，那个妇人的爱人拿回去给她。

就这三味药，吃了过后，不晕了，再起来也没事了。

金昌叔让她随后再用姜来送服，低血压的人要吃点姜跟大枣，吃了过后血压就会升。

金昌叔说，这些小病不治，将来得大病，小洞不补大洞一尺五，小小的一些漏洞你没补，将来就中气不足，变成大漏斗了。

　　我这半年来拜访好几位草医，在他们那里取了不少宝贵的经验，这是民间一直流传的。

　　比如前面讲的山苍树治鼻炎效果特好。

　　山苍树就是我们南方讲的月子树，就是女人坐月子期间只要用这种树洗过澡，不要吹到风，别熬夜，一般可以保证手脚颈肩关节不会酸痛。

　　所以我们五经富老一辈的人，没有一个不知道的。

　　有个厂商看到效果这么好开发了一款药叫山苍子油，所以网上还可以买到山苍油，山苍油有什么奇效？

　　在外面肚子冷痛了，一擦下去它就能化解，所以山里的孩子们不听话喝山泉水，一喝一会儿肚子就痛。

　　山苍树叶子搞一把，把它捣烂，把它嚼烂也好，敷在肚脐眼，把它填满，一分钟以后就不痛了。

　　因为它芳香穿透力很强。

　　芳香能开窍，芳香能止痛。

　　带有芳香味道的草药，一般可以把人的窍门打开，它可以止痛，还可以活血。

　　如果在外面淋了一场雨，或者吹了冷风空调，老觉得不舒服，舌苔白白的，千万别去打吊针，越打消炎针越坏事，打到骨头都会打颤。

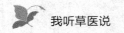

这时找山苍树砍几枝来，放到锅里熬水来熏头，头乃人体阳中之阳。

那个热气一熏，很容易出汗，头汗一出，再用剩下的水洗澡。

中医叫做汗出一身轻，肠通一身劲。

一个人出一点汗过后浑身轻松，一个人大小便通畅过后浑身充满力量。

所以中医就两个治法，想方设法让你出汗，想方设法让你大小便通畅。

所以不管是肝炎、胃炎、头痛，还是胆囊炎、脂肪肝、结肠炎。

我通通都是发汗、利小便、通大便。

中医叫做汗尿便，这三法基本占了中医治法的一半。

懂得这三法的话，你中医基本入门了。

所以上次那个脂肪肝的病人。他说他吃了很多降肝治肝的药。

我说不用降肝就治他的肠胃。

因为他老是便秘，两三天解一次。

我给他用通肠的药，他的甘油三酯就降下来了，老用那个降脂的在肝里"打架"，那些肝脏内的残留物质都出不来。

保持肠胃通畅，久坐不要超过一个小时。

所以他每天坐半个小时，就起来大步走，走个十分钟左右，那个肠胃就很通畅，一天可以自动排便一次或两次，那个肝脏的毒也走得很快，还来不及囤积毒素就立马从肠胃排走。

中医《黄帝内经》讲：肝与大肠相别通，肝毒要靠大肠排。所以说有人治肝只盯着肝，但是我盯着他的大肠。

这叫脏邪还腑，肝脏的邪一定要从六腑排出。

所以我们有一个降转氨酶、降胆固醇、降肝部垃圾的三药：金银花10克、白芍10克、制首乌10克。

对于乙肝转氨酶升高，肝部有毒素，肝热的、脂肪肝的，这三味药就能起到降浊治标的效果。

　　你想要治本，还要加丹参15克，枸杞子15克。

　　为什么呢？因为补了肾，肝脏才有力量，水生木，活血了，肝脏排浊能力才会加强，丹参活血，木能生火，所以丹参入的是心，这五味都是常用的药草。

　　制首乌有通便润肠的功效。

　　所以金银花把肝脏的毒清下来，白芍跟制首乌帮肠胃"点油"，让毒能顺畅排出去，不要黏在肠胃上。

　　这个小组合却有大智慧，这是治肝的。

　　我们从山苍树可以衍发很多思考，还有小食疗方很重要。

　　有个人她掉肉很厉害。不明原因消瘦掉肉，老是吃不胖，而且还头晕短气，一量血压低，吹一阵风就感冒打喷嚏。

　　这个根本不是鼻炎，说穿了就是抵抗力下降。

　　当你治病用各种方法拿不下的时候，你就提他的抵抗力。只唱一条主题曲，提高抵抗力，不要去消炎，不要去止痛，不要去抗病毒，就提高抵抗力。

　　所以我叫她用这个提高抵抗力的最厉害组合：黄芪30克、党参20克、男用枸杞子15克，女用龙眼肉15克。

　　因为枸杞子能补肾，龙眼肉补心血、肝血。

　　男以肾为本，女以肝为本，男以气为主，女以血为主，女子要靠龙眼肉补血，男子要靠枸杞子补肾固精。女子血足百病除，男子精壮百病难干。

　　还叫她加些山苍树根，因为它能舒筋活络。

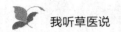

这些黄芪、党参、枸杞跟龙眼肉再好，它只是一团气血而已，气血能不能送到需要的筋骨去，就像我们抗震救灾，你有一大堆物资又怎么样？

如果道路不通畅，你送不到需要的地方去。

所以山苍树起到疏经活络的，"建设"经络"管道"的任务。

它有一个特点，普通人不知道，你闻它很香，芳香开胃。

跟大家讲一个秘诀，女的在家里坐月子，那个家婆会很担忧，为什么？做很多东西给她吃都吃不下，又希望她吃很多，这时怎么办？

金昌叔教了一个方法，就只要懂得这个办法，可以让你的胃变得海量，就是不管炖什么，煮什么，你就切个七八条山苍树根下去一起炖煮。

一吃下去那个胃动力超强，而且吃了不撑。

反正我们这里的妇人坐月子都是用这个方法，吃完过后，整个人出月子就满满壮壮的。

人家问用什么能够把人养得这么好，就是普通的食物里加上山苍树根。

很多人都不懂，他们只知道拿来洗澡，不知道拿来煮着吃。

因为山苍树在古药决里写道：岭南春来早，花开满地香。

就说它一开满地都是香的。

子曰荜澄茄，根名豆豉姜。

它的子叫荜澄茄，专门暖胃的；它的根叫豆豉姜，吃了可以治感冒。

然后入口肠胃暖，它只要进到嘴巴，你那个寒胃就好了，所以只要流清口水，胃冷的吃凉果不舒服的，不敢吃冰冻饮料的，吃了这个就敢喝冰冻饮料。

煮水壮腰脚，腰酸背痛的，这个放到汤里煮可以使腰脚壮，如果和五指毛桃配在一起，效果会更好，但是现在还没开发，现在城市里只能买到五指毛桃煲汤，买不到五指毛桃配山苍树，如果配的有那个饭店生意不得了。

因为五指毛桃再好，它补气能有一定的疏经活络功效，但它的芳香味道比不上山苍树。

外擦风寒去，因为它味道太香了，假如你买不到山苍油，在城市搞不到，你就上网网购，看看还有没有山苍油，有的话就买一瓶，比万金油都管用。外出旅行，头晕目胀、吃不下饭，搓一搓、揉一揉那个瘀堵气就开了。

外擦风寒去，常备人无伤。

你经常备在身边，就不会有什么大的伤害。

所以这个妇人，吃了山苍树煲的汤水后胃口大开。

整只鸡都让她吃下去了，以前看到鸡都吃不下，现在她能够吃下去，因为山苍树根把她筋脉"钻通"开了，它的芳香会把她胃口"提"起来。

所以一味药既芳香又能够开胃，还能通经络，上哪找？好难找。

我跟大家讲一个很厉害的案例，我们龙山真实的案例，腰部痛，治了一年多花了数万块都搞不定，没办法工作，腰好像断了一样。

然后他回到山里，有山农让他试着用山苍子做床垫，让它的香味把筋脉"钻通"开来，像好多人颈酸，可以枕带有芳香味的枕头，颈酸会缓解。

那时候又没有山苍子可以采，因为过了季了，那怎么办？

就砍那带叶子的山苍树枝。晒干了，就放在床里当床垫，整个人睡在上面，那个药气一熏，一天比一天减轻，到最后一个月下来腰痛好了。

他送给山农很多很多礼物，想不到寻医问药跑个遍，还不如当地的一个草医，这么有办法。

叶子做枕头也有效，最厉害的是用它的种子来做枕头，这个枕头在陆丰一个可以卖 400 到 600 元。

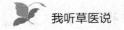

山苍树的子叫荜澄茄。

布荆子有降压的作用，而这个有行气活血的功效，它们方向不一样，所以血压高的用布荆子，颈椎气血不流通疲劳的用山苍子。

这个山苍树很厉害，两三年都治不好的普通鼻炎，就黄芪加上山苍树，泡水煮水吃下去，鼻塞就会通了。

这是草医屡用屡效的心得。

我们有好多东西是你看着都不知道的，因为它潜在的功能很厉害。

就像五指毛桃一被挖掘出来，就火了那个饭馆。

然后党参能够甘温益气生肌肉。功效被发现后，也火了药店。

你别小看中医的药膳。

药膳是很厉害的，药膳能够学到家，基本上很多病都扼于无形，小病不治，大病之母，小病治好了，你就把大病的"领导"治好了。

一般要用山苍树的根，胃口会很快会好起来，而且还不伤胃。

我们再接着介绍金昌叔的好经验。

比如我们最常碰到的胃痛，就吃了凉果胃痛的不得了。

有一个病人痛得在地上打滚急着要送去医院的。

金昌叔说拿七粒胡椒，胡椒打成粉，跟一个鸡蛋，煎在一起吃了，刚吃完肚子就不痛了。

就是说胡椒配鸡蛋，煎着吃，吃下去那个胃部绞痛了就缓解了。

海南胡椒排第一，你买海南胡椒粉放在厨房里，对冷痛、鼻塞、呕吐、泄泻、肚凉、肢冷、痛经等都管用，所以有时学好一味药，顶过你学不好一百味药。

金昌叔给了我很多好的经验。

上次有个小妹问被狗咬伤怎么办?

被狗咬伤,要吃什么药?

要吃一些感冒冲剂,有些狗咬伤,它带疯的,所以我们要祛风。

所以我们凡是有伤口,要想到用一些治感冒的药,把风寒发散出去的。

它怎么咬进来,我们就怎么发出去。

风寒感冒药可发散风寒,所以午时茶等可以让伤口的毒素蔓延得不那么快,往皮肤外面走。

感冒药不就是把进到身体的寒气、风气,往皮肤外面排,所以要用发散风寒的。

而治疗严重的狂犬病,我们要用中医的一个很好的汤方——荆防败毒散。

荆防败毒散是公认治疗狗咬伤的。

荆防败毒散,荆芥和防风能够把毒素败掉,才能够祛散风寒。

它是治风寒感冒的奇效方,但是还可以治疗虫蛇狗猫撕咬叮咬伤。

所以家里养小狗或者小猫的,被宠物抓到了,不用担心,你就隔一段时间煮一壶荆防败毒散,吃了它就有点百邪难侵的感觉。

这里还要再跟大家讲到转氨酶的问题。

肝脏,急性病毒性肝炎转氨酶偏高,怎么迅速把它降下来?

你用普通的药,都不容易降下来,但是草药很快,用什么草药?

金昌叔碰到转氨酶高到两三百单位的。

一般 40U/L 正常,你突然飚到那么高,就是那个肝来得很嚣张,肝火已经烧到脏腑,五脏那里在沸腾在烧。

到那个菜市场买玉米须,买一两二两都好,再买一两二两的蒲公英和

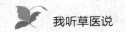

茵陈，大黄 5 克就够了，五味子买 10 克。

中医叫做酸甘辛咸苦，五味子最补，我跟大家讲一个五味子的故事。

我在任之堂那边听过来的，是一个修道的人传出来的。

用五味子熬糖浆。

就是一个人弱到百药都补不进去，喝这个就补得进去。

因为五味子酸甘辛咸苦五种味道具足。

五味子为什么叫五味子，人生所有的五味它都有了，就一个果实的种子你可以尝到酸的、辣的、甜的、苦的、咸的味道。

五种味道都在一个种子里，而且这个种子最为补益。

比如出虚汗，气虚，气都提不起来的，一吃气就提得起来，所以如果补气的药都没效，加五味子就有效。

你用黄芪、党参气还补不起来，加点五味子。

夏天人一中暑，气都喘不过来。

夏天人无病，常带三分虚。

你就用生脉饮：党参、麦冬、五味子。

不加五味子效果就不好，加了五味子气就不会往外面散掉，一加五味子气就被收起来，就像赚到的钱被你存起来，不会散掉。

所以五味子糖浆一吃下去，练功的人筋骨就不会伤到，不容易透支，可以拼命地练，都不会伤到内脏。

所以那些道人、道家，身体练得很好的，他一定有一方来保驾护航。

十道九医，十个修道之人九个都会医术。

他们有一些补益大补膏、强壮膏等，平时吃了再去练功跑步，越练身体越强壮。

你若没有这些补益的药，就会疲劳练功，叫劳伤，有了五味子糖浆，可以迅速驱赶疲劳，身强体壮。

所以他跟我讲这个的时候说，一个人老是扶不起，又不长肉的，就喝五味子糖浆。

可以自己熬，确实没办法又睡不好觉的，买人参五味子糖浆也管用。

苏兰婶的小儿子，以前他失眠到山里找我，老是睡不好觉，人容易焦虑紧张，在大城市里最常见。

要想有好的睡眠，第一，要在安静的环境里养。

第二，要吃清淡的食物。

第三，赤脚走路。

第四，吃点五味子糖浆。

可以买人参五味子糖浆，吃了焦虑感会减少一半，一个糖浆就好一半，再配上中药跟运动锻炼，另外一半就把它搞定了。

所以我一般提倡"五绿"生活，只要"五绿"崛起这个病就熄灭掉了。

第一，我们要在山环水抱绿色的地方安家落户。

就是说住绿色的原野或者农田地，住茅草屋都胜过别墅，就是说要靠绿色的。

像那绿橄榄为什么叫和平之树呢？

它能让五脏六腑很和平，让里面不会打架。

一个人心里面很闷很纠结，到绿野里头跑一两小时回来，郁闷就减少一半。

如果一个地方，杀人案件比较多，离婚率、生病率很高，要赶紧通知环保局把环保搞好，把绿化面积提高一倍，那郁闷压抑感就降下去了，就

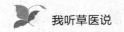

是大调。

所以为什么现在国家要创文，而且对这个环保很重视，砍古树是要背很大的责任的。

这些都是从全民健康入手的，从中医角度也讲得通，叫绿养肝。

现在人首当其冲的就是伤肝，因为好多人在城市看不到绿的东西了，所有都是假的，都是各种荧屏，看不到新鲜的绿色。

首先就视伤肝，伤到肝了。

所以第一个要住绿色的原野。

第二，吃绿色的蔬菜瓜果，不含农药、化肥的绿色的瓜果。

你吃一段时间，这个无毒无副作用的瓜果，身体自动就干净了，省一半的药。

所以有几个香港人到那小村落去住，说小村落简直是仙府洞天。

所以我们好多人身在福中不知福啊。

你看我们在这里生活、听课、读书，即使干一上午你都不觉得累，而且一上午觉得好像很快就过去了。

像昨天我们讲半小时课。

有学生觉得像五分钟。

你不知道过得这么快，因为你呼吸吐纳着这个绿色原野新鲜的空气，身体在充电，在充电补益的时候，那时间过得好快啊。

那为什么吃绿色的蔬菜？

你看蔬上面草头，下面疏通的疏，凡是草类的药物都有助于疏通肠胃、筋脉、血管的，叫蔬菜。

古人造字是个奇迹，疏通了，通则不痛了，你通了就少病痛。

第三，在绿色的乡间小道，或者山里徒步穿越走路运动。

所以我的运动理念，绝不在房子里，房子里是无奈之举。

我们上车村有一个人叫招田叔，他说越刮风下雨，他越要往外出，他说出了一身黄汗，从外面回来后，晚上能吃两碗饭，睡觉也很沉，不外出吃这个饭就没那么香，觉没那么沉。

人家几十年的老经验，所以他一辈子跟药物是没什么缘分的。

所以说天气恶劣也要去绿色的原野锻炼。

你看古人为什么比较少抑郁？

因为古人春天的时候就到绿色原野打赤脚，放风筝，打赤脚浊气往下跑，放风筝清气往上开，人如果清浊一转开来后，体内就不会留东西，而且放风筝还可以治颈椎病。

外国人说你们中国人太会玩游戏了，连玩一个游戏都可以治病，太会娱乐了。

我们到广阔的原野带孩子放风筝，伏案工作的弊端就化掉了。

而且跑来跑去，关注那上面飞得远的风筝，你的视力也调到了。

一下子肝、肠、视力、颈椎全部调到了。

所以以后我们会开发一片比较好的旷野，专门给大家放风筝。有肝炎、脾气躁，身体差，就放风筝。这是一个很好的，带有娱乐色彩，老少咸宜的活动，还要让孩子们自己制作风筝，可提高孩子的手工能力。

住房要绿色，饮食要绿色，运动要绿色，还有呢，还有我们疗养身体的药物也要选择绿色的。

一般我们为什么拔新鲜的草给病人治病？口苦咽干，不要急着去药房，就拔一把白花蛇舌草跟鬼针草，一吃口苦咽干就好了，为什么？

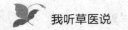

你看新鲜的药草，鲜字通那个神仙的仙。

所以多吃新鲜的，人都带有仙灵之气，这是一个。

第五个，要有一个绿色环保的心态。

你看我们在这里，周围这些石头，都是我们自己铺的，我们带着孩子去铺的时候，才花了不到一个星期的时间，就铺得这么漂亮。

村民都赞不绝口，我们把那周围人家丢掉的啤酒瓶全部收到一起，他们很高兴。

这个就是绿色环保造福人类的心态。

这个是万民共赞的，就是多干这些事情，昨天我带几个孩子去那边修路，路过的人通通竖大拇指，这会增加别人的能量，当你到一个地方去，都是人见人喜的时候，你那个路就通了。

所以老师跟我们讲，不要赚财气，要赚人气。

拼命盯着如何赚人气过后，其他东西你都不会缺。

我去金昌叔家十多次才把他笔记本拿出来，前几次去他都不拿，等去了十次左右他拿了，因为前面该讲的都讲了，有好多是写在笔记本上的一下子想不起来。

笔记本拿出来给我看，我说我能够拍照吗？他说，这些东西留着也没什么用，可以拍。

后来的话我就拍了，然而拍了也没什么用，为什么没有用？因为老人家写了很多经验，虽然写了如何用，但是你没有他讲的一些案例去辅助，就没那么精彩。

比如用几根苦楝树的心（嫩芽）艾叶炒蛋一样炒鸡蛋吃，可以治疗一切跌打损伤。

哎，这个你听了印象肯定不深。

你以为这个很普通，看看金昌叔怎么讲？

他以前做过砌石头的师傅，砌石头天天跟石头打交道，人的骨头哪有石头硬，经常会被碰伤或者拉伤。

金昌叔能够用我们现在脚踩的这些各类凹凸不平的石头盖成房子。用砖盖成房子没什么特别，但是要用这个圆石头盖房子，那绝对必须是智慧跟技巧完美结合的，不然绝对盖不了。

将来我们普光寺、百草园，还有围龙屋都要选择用这个石头盖，就地

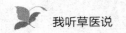

取材嘛，所以我们种田以后要学工匠，从盖石头房开始。

不会盖的，不想学的，就去搬石头，天天搬，能学得好了，就可以在那里盖，我们要自己盖出石头的房子，千秋永固啊。

金昌叔有一个特点，就是很喜欢帮人，那些江湖郎中路过他家，金昌叔可以请他们到家里吃饭过夜，还有一些风水师和拳头师傅，三教九流他通通都打过交道。

所以要盖一些庙宇，他只要一呼吁大家都慷慨解囊，如果你去筹款，要看你是什么人，你是正直的人，大家都喜欢钱拿给你用，所以做人千万不要做不正直的人。

然后他有一次出去干活，碰到拳头师傅，拳头师傅跟他很好，他说最近有个朋友被打伤了。

拳头师傅说简单，就用那个苦楝树的树芯（嫩芽），搞5～7根捣烂以后，跟鸡蛋一起炒。

这可是一级跌打药。

金昌叔的朋友吃两次就好了，那局部伤痛得半个月都没有好，用药酒擦也不见效，这个吃了两次就好了。

有一次金昌叔去砌石头，一个工人的胸肋部被石头顶住了，一个趔趄，碰到了石头，胸肋部就瘀青了，局部肿，呼吸都不利。

工地的风水师傅让他用苦楝树的芯炒鸡蛋。

拿来炒了，然后吃下去，第二天就好了。

然后那个工人就很高兴，本来要去买三七、海马这些很贵的药，没想到现在只用两个鸡蛋和苦楝树的心就搞定了。

跌打损伤就是气滞血瘀，不通则痛，苦楝树可行气止痛，尤其是它的芯效果更佳，凡是草木芯，它都入人的心脏。所以要想开心悦智，可以多吃一些蔬菜芯。

比如说高热，可以用两个白菜心煮水，兑点蜂蜜，吃下去高热就退了。

孩子发烧初起39℃以内的，家里又没退热药的白菜心就有特效，因为色白能入肺，高烧就是皮肤发热，肺热上炎，白菜心煮水兑一点点蜂蜜，又好喝又能治病，可谓是史上最受欢迎的退热药。

哪个人烦躁了，发飙了，也可以用这个，古籍上说它可以降相火。相火是什么？主要指肝肾二脏的阳火，如肝脏"犯上作乱"的，头痛的，为相火上冲，通通可以用白菜心。

金昌叔为什么会学医？

因为他发现打工太苦了，苦过之后，他拼命学医。

他去打工的时候，又碰到一个做车床的人，腰部闪着了，腰痛得晚上都没法睡觉。

刚好有一个土郎中，让他用鸡蛋和捣烂的苦楝树芯，一起炒，吃下去。

吃了后就好了不痛了，又继续如常干活。

金昌叔经历过三次以后，三个不同的师傅讲了这个方子，那一定是有效的，一个人讲了不足为奇，三个人都说了这个方子，以后就用定它了。

所以金昌叔讲，跌打伤后，就用苦楝树芯，芯越嫩的越好，采出来洗干净了，然后跟那个鸡蛋炒在一起。

按金昌叔的说法，一般一次就好。

这是几个老师傅教的，然后被金昌叔称之为一级跌打药，少有其他药能够超越。

金昌叔说我现在不这样干了，为什么呢？

因为这样干不够被别人尊敬，那怎么干呢？金昌叔碰到苦楝树长最多嫩芯的时候，就拿钩子钩下来，采一大箩筐，那就晒，然后研粉放在瓶子里的，跌打伤的病人来了，抓一把，纸一包，拿回去炒蛋，一吃好了，然后又拼命送一篮鸡蛋来，感谢金昌叔！

金昌叔说："为什么我家里每天礼物不断，就是因为我懂得这些小招法。"

你们到时候也可以，就用苦楝树芯炒鸡蛋就不得了，普通的拉伤、气伤、打伤、摔伤，只要觉得气不顺，局部胀闷难耐的，还有头痛也管用。

将苦楝树芯晒干打成粉，病人来了抓一撮。被那些不正直的人取到这个经验，一撮两百块，这叫超级暴利，不用两毛钱，他竟然敢卖两百块。

中医药是无价的，是不能用钱来代替的。那天我们讲，国外的医药研发投入很多很多，我认为医药研究的最高境界就是投入越少却能把病治好，不是投入越多说明医疗水平越高。

像解决一个问题，最好能不花什么代价就能解决好，这个才是真的好。

所以这个跌打的方子可以说是圣品，它神圣在哪里？为什么说三七跟它都没法比，因为三七贵，一个字，贵就不能够那么普及，一定要简验便廉，简单，容易得到，效果好，灵验，而且价格不高。

这个就是草医的四字诀，是草医的最高境界，你能够处处用这个思维，去帮病人解决问题，你就不得了了。

所以当时我问金昌叔："这本聚沙成塔的笔记本，集腋成裘的心得录，我要过来行吗？"

金昌叔说："有两百多页，都满满的，各种狗咬伤蜈蚣咬伤，有外科跌打伤，还有一些符咒，比如鱼骨卡喉了，怎么用符咒，还有被蛇虫咬伤了，用符咒法，千奇百怪的我都学过。"

金昌叔小学没毕业，他的字比有些大学毕业的人写得还要好，我们这群人，要找出一两个字超过他的估计很难。

老人家可以做到这种水平，不一般，是有极致追求的，所以要成为厉害的人必须要有追求极致的思维。

小米为什么那么厉害？七字诀：专注、极致、口碑、快。

所以人家问巴菲特，怎么能成功？巴菲特说专注。

记者又问还有什么其他秘诀？

巴菲特又说专注。

再问还有什么其他秘诀？

他说专注加喜爱。

所以说，你能找到你很喜爱的，很想干好的那个行业点，再加上专注，你一定可以后来者居上。

所以做任何行业，最怕你不喜欢它，不专注，不怕别人资历高，别人条件好，只要专注、喜欢就可以超越他人。

我问金昌叔："笔记本可不可以给我拍？"金昌叔说没问题。我说金昌叔为什么这么热心。

金昌叔说好别人才能好自己！

他有一首顺口溜，这首顺口溜如果传给你们就不得了，因为这首集合了做人行医，看病疗伤跟经商，还有教育和家庭，方方面面的精华都在这里，只有十句话。

前面我们讲的小小不食苦，长了食泥土。这是金昌叔编的，这是教育孩子的。

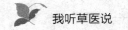

以下是金昌叔编的十句口诀。

第一条，——一，做人要有远见识。

第二条，二二二，耕田莫畏屎。就是做农民也要有做农民的样子，不怕脏。

第三条，三三三，做人莫太贪。有些人被骗了钱是因为自己的贪念造成的，即使敌人再狡猾，骗子手段再高，你不贪他都骗不了你。你贪就像鱼贪吃，它才会上钩，不贪吃，是不会上钩的，所以做人不要贪，要本分。

像金昌叔在路上看到钱包，捡起来，还给失主，所以做人不要贪，是你的本分之财，一分都少不了的。

第四条，四四四，当兵莫畏死。当兵不要怕死，为什么吴京的电影《战狼》能成功，就是他领会了这句话的精髓，他拍电影不怕死，拿出拼命的劲，所以他就拼出一番事业来。

你之所以事业不成，是因为你还不够拼，你潜水潜一两分钟，觉得很了不起，而别人能潜三分钟，你拍戏，拍一个镜头，你拍了 20 次，别人拍 200 次，谁更拼？

有人看到电话号码有个"4"，怕得要命，但是我们潮汕人李嘉诚，看到四字就欢喜，为什么？就代表不怕死的精神。可以转倒霉为吉祥，就是一拿到这个就代表不怕死，你就可以做成事。

第五条，五五五，读书不单为自家子女。

像周恩来如果为儿女买车盖房而读书，那就没有周恩来。

为中华崛起而读书，所以有周恩来。

所以读书不单要为自己的子女子孙，要为天下，所以我说比知识的时代已经过去了，我们已经到比心胸，比眼界，比境界的时代了，谁的心胸眼界不够开阔、高大，他在这个时代绝对不能发光发热。

如果还说比知识比金钱，那已经是落后的了，金昌叔都看得到这点。

第六条，六六六、莫做单头竹。什么叫单头竹？就是单独一根竹子，大风一来就倒下去了，起不来了。

如果你失败了起不来，是因为你没有朋友，你有朋友的话，好，这边扶那边撑就又重整旗鼓了，就如竹林长得很密，风吹下去，就反弹回来，一刮大风最多旁边几根倒下去，整个竹林保持得很好，所以第六条就教我们团队的精神。

所以没有一个团队，你就干不成事，所以自私自利的人，他的发展都是极其有限的，他发财好多都是靠运气，但如果你有团队精神，发财就靠的是你的能力跟道德。

第七条，七七七，保护身体为第一。

金昌叔说很多人80岁时坐轮椅，而他现在80多岁，开摩托车东奔西走，还到处帮人治病，这个身体怎么练出来的？

现在不研究身体，将来会后悔，钱没了可以再赚，身体没了，就赚不回来了。

所以必须要学点养身之术，锻炼身体，每天都少不了。

所以七七七，保护身体为第一。

第八条，八八八，好别人自家才能发。

有人想要发大财，金昌叔说发财的技巧在于帮别人把病治好。

他拼命帮别人治病，他家里礼物都没有间断过，所以八八八，帮别人自己才能发。

所以有的企业能做到行业领袖，一定是员工第一，客户第一，跟着员工客户的需求走，才可以越走道路越宽敞。

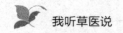

第九条，九九九，千万莫要贪花酒，花是什么？花就是色，所以酒色两样是砍人肝肾的两把刀。

色是刮骨钢刀，酒是穿肠毒药，所以好多肠胃炎，还有腰痛的，都是酒色过度。

都是所以九九九，做人莫要贪花酒。

我们以后会讲健康的四大拦路虎——酒、色、财、气，你只要远离这几样，你不是神仙也命长。

第十条，十十十，做人一定要正直。

所以是一就是一，是二就是二，原则性的东西不能够改变。

你们知道为什么周星驰拍的片那么好吗？有人说这无厘头搞怪呀，但如果没有爱国的精神，不可能拍得那么皆大欢喜。

当时很多演员削尖脑袋要往好莱坞里头钻，好莱坞导演找周星驰，找了三次。

第一次是拍《食神》火了以后，好莱坞导演看到《食神》在中国这么火，就想拍一个西方版的《食神》，然后周星驰就讲了，除非做中国菜，否则不拍。

后来周星驰想弘扬中国精神，电影就没拍成。

又有一次要拍周杰伦出演的《青蜂侠》，《青蜂侠》在以前相当于现在的《蜘蛛侠》之类的，很火的，主角的助手是一个日本人，然后想让周星驰来导演这个片子。

周星驰想把那个助手，改为我们中国人。

好莱坞拒绝了。

周星驰也毫不犹豫放弃了这个导演的工作。

这是什么？这就是爱国精神的表现，即使我们电影人走出国门，也要弘扬我们中国精神。

当时吴京拍《战狼》能够成功，他是怎么成功的？

他说《战狼3》要拍可以拍，如果没有好的剧本，宁愿选择不开机，如果一开机，就是要让全世界人民都能听到我们中国人的声音。

在世界各个角落都能听到我们中国人的声音，以前全世界前百名的电影，都是英文的，没有中文，现在有了。

所以只有爱国你才能够做得强做得大，这是一点，这就是为何一些好影片最后能够被国人点赞的，那一定是站在爱国的高度，做人要正直。

不要弯腰哈背去求荣求富贵，宁愿失去自己原则，这样的人不可能真正成事。

所以第十条就是永远要记得做人要正直。

好，这十条宝藏我已经从金昌叔那里挖来了传给你们。

这十条可以反复讲，那个味道越嚼越香，反复嚼都有味道。

你如果会客家话读起来不得了，那个韵味很浓的，用普通话已经逊色了好几分，但是依然这么厉害。

07 ▶ 小方疗顽疾

金昌叔讲到风团，书上称为荨麻疹。

他说，益母草 20 克，新鲜的 30 ～ 50 克，和酒一起顿服，特别是妇女的荨麻疹，基本上吃一次见效，几次就会痊愈，但不要吃鱼虾蟹，腥类的东西。

深圳一个妇女荨麻疹很久没有好，月经也不调，就用益母草 20 ～ 30 克加黄酒 2 ～ 3 两都好，一起炖了服用。

吃一次痒痛就基本没了，吃两三次好了，月经也规律了。

这个医理是什么？

金昌叔跟我讲，这个就是试验出来的，他没有那么多理论。

我就想益母草能活血能利水，治风先治血，血行风自灭，血水一流通，那些痒痛就消失了，加了酒，它行气活血的作用更快。

益母草是一个调经的药，这个办法可以治疗痛经，也可以治风团荨麻疹瘙痒，所以它这个是一药多能的。

有位阿姨问她的孙子老是流口水，怎么办？

金昌叔说，两味药，益智仁 5 克，甘草 5 克，二药捣成末，然后可以拌在粥里喝，也可以直接用温水送服，吃几次口水就会止住。

我们一查中药书，那个益智仁它就能够摄唾，它能收摄唾沫唾液。

他说这个方子，治了几十个口流水的，一看到哪个孩子口水流得满桌都是，然后益智仁扔给他，拿回去吃了吧，口水就止住了。

如果口水流出来还带臭浊的，要加点丁香，芳香能够辟秽辟浊，效果更好。

把丁香也研成粉末，以后我们会搞粉末疗法，就是说有几十样草药，都打成小小的粉末，这个病人一来，就给他勾一点点粉末，吃下去就好了。

上车村又有一例，老是口干，喝多少水都不解渴，口干舌燥，到处找医生，也去打吊瓶，还是口干舌燥。

金昌叔说："我给你出个点子吧，这个是专治老年人口干的。"

年老如同树枯，人老了，就像那树枯了一样，水分它就会脱掉，皮就会皱，所以必须要滋阴补水。

太子参 10 克，麦冬 5 克，五味子 5 克，黄芪 30 克，山药 30 克，五味药煮水。

吃一次口干就好了大半，吃了十天过后，没有再口干舌燥了，连晚上脚容易瘙痒的，也好了。

好多老年人脚部瘙痒，都是干痒，燥者润之，它就滋润了。

这个方子基本上通治老人口干。

金昌叔说，如果老人口干胃口不好，加点山楂、乌梅 5 ～ 8 克。

这个加进去更不得了，因为吃了口舌就能生津，望梅止渴，那尝梅就更止渴了。

我告诉大家，这个方子有多好。

金昌叔这个不单治老人口干渴，就是夏天到外面干活，你只要熬好这个汤带出去，就一壶顶别人十壶，别人喝了十壶水还不解渴，你这个一壶就解渴了。

他去帮别人砌砖墙，别人喝普通的茶水，一下午，不停地喝，尿就很多，

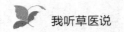

一直跑厕所，而金昌叔就喝那一小瓶罐，在那里品啊品，一个下午汗又不会猛出，而且口不会干渴，干活也不觉得累。

这个就是生脉饮生脉力之功，它有生脉饮（人参、麦冬、五味子），有黄芪，有山药，有乌梅跟山楂，既消食开胃，又生津止渴，还滋阴补液，一药多能，这个方子，治疗糖尿病口干渴也有效。

有个病人在医院治疗胆囊炎没有治好，眼睛和面部都发黄，回到村里头来，他很生气地说花了一千多块都没治好，医院说他这个很严重要再治，他说再治他没钱了也更严重了！

金昌叔说，你就用那个玉米须，蒲公英跟茵陈，玉米须1～2两，蒲公英30～50克，茵陈30～50克，煮水。

这对于胆结石胆囊炎，还有传染性肝炎效果好，就这三味药，喝下去后那病人说，这尿排得很多啊。

金昌叔说，不怕，脏水是排越多排越干净越好，三天后那些黄色退掉了，再吃三天，胆部不痛了，安静下来了。

所以急性胆囊炎有的时候就这么简单治好，一包药就几块钱，加起来还不到一包烟钱就治好了病。

所以这个小招法，你们要把它好好地学到手。

还有在农村里，碰到干活很热很猛的时候，有人小便会带血，即尿血。

金昌叔说，尿血的话，就用莲藕跟冬瓜一起熬汤，一吃下去，尿血就好了。

在工地上，你不要随便说要搞些药给工人吃。有人觉得生病是晦气，不喜欢。

但是你说你这个是保健的养生汤，他听了就很喜欢。

这个莲藕跟冬瓜，冬瓜要带皮一起煮，藕能止血，冬瓜可利尿消炎，一个止血，一个利尿消炎，就这么简单。

金昌叔他又讲到，讲课声音沙哑，最好莫过于酸梅汤，就一两个乌梅加点冰糖熬水，也可以用酸梅汤来煮鸡蛋，尤其是鸡蛋清，它是专门润咽喉部的。

所以咽喉干痒，单用酸梅汤，乌梅跟甘草、冰糖没好的，就再加个鸡蛋，可以润喉咙。

我们老师治疗声音沙哑，最喜欢用凤凰衣，什么叫凤凰衣？就是小鸡孵出来毛茸茸的像凤凰，所以凤凰衣就是它褪掉的那一层鸡蛋壳。

蛋清能够润咽喉，有几个老师就是这样吃好的。

还有牙齿痛，急着找不到牙痛药，家里有花椒的话，搞一粒嚼烂了，塞在牙痛处，马上镇痛。

这是什么道理？

辛香定痛去寒湿，花椒辛香能够定痛，又是香料，辛辣的，疼痛了"看到"它都会怕。

在珍仔围村有个人牙痛，金昌叔路过那里，他说牙痛，金昌叔问他家里有没有花椒？回答有，就让他回去把花椒嚼烂了，放在牙痛处，一放下去就好了。

还有我以前在任之堂学习的时候，有个方子，就是治烧烫伤，几乎家家都有烧烫伤，被热水烫到了，或者被火烧到了。

没有一种方法能够跟这种方法比的，止痛消炎，而且用了以后，局部不会再溃烂，而且还不会留疤。

因为在任之堂（熬）药房里，大家几乎天天都会烫到手，那药罐一提起来就要倒药，非常容易烫到。

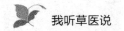

一烫到手，就用生姜，金昌叔也是这样，他说烧烫伤就把姜榨出汁来，拿毛笔或者棉签，涂在烫伤处，范围涂广一点，涂下去就舒服，随后就止痛消炎消肿。

大江村有一个手部被热水烫到的小孩子，父母被吓到了。

金昌叔说，把姜汁榨多一点出来，浓浓的黄稠黄稠的，往手上面涂，孩子就不哭了，第二天，第三天，烫伤局部就脱了一层皮，新肉就慢慢长出来，半个月后，烫伤局部就留下一层暗暗的影，再过一两个月过后，那些伤痛的阴影就掉了。

所以治疗烧烫伤用生姜汁。

这就是日常生活中的小窍门，你们不要小看这些小窍门，你把里面的道理琢磨透了，天下的很多道理都任你用。

刚才我碰到一个尿频的老人，尿频我们就给他补中气。

尿频还有一个治疗方法，老人尿频尿多，尿无力，晚上睡觉前，吃一两个核桃，补肾纳气，纳气就能够摄水。

所以核桃是治疗夜尿频多的一件宝，它像人体的大脑，而肾主骨生髓，其华上供于脑，所以它能够补肾纳气。

再跟大家讲最顽固的便秘，顽固便秘十来天，都排不了一次便，用了开塞露排便也很艰难。

金昌叔说，简单，把那萝卜榨出汁来，调一点点蜂蜜，口感会好一点，本身蜂蜜能润肠能解毒，喝下去，当天喝当天就有便意，但是还排不出来，第二天一喝，量一足够，就排出来了。

所以便秘，吃萝卜能够润通六腑，为什么说冬天吃萝卜，不劳医生开处方？

它能够为五脏六腑扫除脏垢。

金昌叔说，萝卜不单治便秘，还治小孩子发烧，把萝卜汁搅出来，兑一点冰糖，冲点暖开水，喝下去，烧就退下去了。

发烧38℃左右，就萝卜汁配冰糖，吃下去，孩子就觉得很舒服，有些孩子 喝完，还想喝，这个让孩子觉得对中药很亲切，不会排斥。

萝卜汁有效，白菜汁也有效，白菜你能够搅出汁来，再兑一点点冰糖或白糖，加热，吃下去不会伤胃。

金昌叔说，胃痛的话，我可以收到很多礼物，因为胃痛的人太多了，急性胃痛，胡椒粉挑一点点，再配一点点冰片，加起来不到三毛钱，温开水送服下去就不痛了。

冰片无处不达，海南胡椒效果最好，痛则不通，胡椒就能够暖胃驱寒。

还有收缩压低于160mmHg的高血压，基本上每个病人用了都有效果，而且还很好吃，还不用花什么钱，就一把花生泡在醋里，泡七天，每天晚上嚼个十来颗，然后再去量那个血压就降下来了，好神奇。

金昌叔说，黑豆也管用，跟花生一起泡醋，血压超过160mmHg的效果不明显，血压在160mmHg以下的，它就能够帮你降到130～140mmHg。

还有几个失眠又高血压的病人，吃了效果超棒，为什么？

他说，吃了人睡觉都变得好了。

因为醋本来就是酸能静，吃酸的东西能让人安静下来。

很烦躁的时候，就吃醋泡花生米，那个酸尝起来，好像不太好吃，但如果是高血压很烦躁的那种，反倒很好吃。

金昌叔每天起来的时候，他都会锻炼，你看我们在这里讲课，他就在路跑跑过去了，就到那温泉去，早上天气好的话，他都会泡温泉。

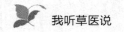

他说早起五件事，踢腿转腰泡温泉，还有晨跑和喝水。

他看到我们骑自行车竖起大拇指说，这个好，脚筋有力性命长，就是说踩啊蹬啊踢啊，这脚筋有力了，人命就长。

所以第一个要脚筋有力。

金昌叔说，晨起后年轻人要去小跑，不小跑身体不会好，只要坚持晨跑，可以保持你思维敏捷。以前金昌叔很会跑的，来回十公里，面部红润气不喘，少年腿脚功夫好，到老了就有福，少年能吃苦，老了就有福。

这个是小跑，然后晨起一定要喝水，喝了水再去锻炼，如果你没有喝上半杯水，或者一杯水，你锻炼运动，会耗你的血，你喝了水，它就消耗你的水。

所以金昌叔说，每天晨起就做这五件事情。

这五件做好了，你该去读书就去读书，该去干活就去干活。

金昌叔说人家愁没铁饭碗，他愁铁饭碗太多，不知道要用哪个？

能够治伤科病又能够治外科病，还能治疗肝炎，还可以治内科病，真不知道要用哪？后来他发现祖传是骨伤的，所以就搞骨伤。

现在的人骨质增生很多，颈肩、腰腿痛的人也很多，所以我就挂一个治疗骨质增生的牌子。

不是说他挂骨质增生牌，他只能治骨质增生，而是他对各方面都有造诣！

六七十年的医疗经验，活到八九十岁还笑嘻嘻，还到外村去取经。

在民间流传的凤阳方，还有流民教留下来的方子。

什么叫流民教？

就是古人为躲避战乱，一路从中原地带流落到广东，然后由广东跑到国外去。

这些人在逃难时也把有用的文化知识带在身边。

当地有这些流民过来的时候，看到一些有缘人就会传给他们一些东西，碰到一些问题帮他们解决，当地就会汇集起来。

比如说我们今天要讲的这个外科疮肿、面疔，金昌叔说，他治疗效果十治十愈，而且都不超过三天，就把他治好。

厕所屎缸周围会有很多蜘蛛，蜘蛛会结很多网。把蜘蛛网一搞起来，

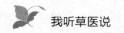

用自己的口水喷下去捣烂之后往面部疔疮处涂抹，那疔很快就去掉了，就这么快速！

一般不需要过第二日就好了。

面疔，用粪房墙角蜘蛛网，或者蜘蛛退的壳都管用。

但是有人比较残忍，用那个活蜘蛛擦下去也能好，但是我们不这样搞，杀生求生，去生更远，你一时痛快，会留下后遗症。

有人说现在找不到屎缸了怎么办？

好，我们再看那个治疗各类疮肿的神奇药草。

你们知道什么叫马口疮吗？嘴角两边烂的那个疮，像马的嘴巴一样。

孩子痛得哭着吃不了饭，找到金昌叔。

金昌叔说为什么到哭了才来找我？

家长被骂了一顿后，就去搞了那个药，叫做小号飞羊草，小号奶草，叶片很小，你一拔下来它会流出奶汁的，捣烂过后，加点黑糖敷上去就不痛了。

中午就可以吃饭了，第二天睡醒了，结疤好了。

小号奶草治了上百例马口疮，嘴角烂。

下面这个方法我没试过，但在民间是顶呱呱。

用那个火柴棒，用刀把火柴棒尖的东西刮下来，塞到烂角的疮口处。

第二天睡醒疮就会好，好厉害！

再跟大家讲一个比较难搞的——"老鼠打粪肛门"。

就是说肛门周围烂了孔，好像老鼠在那里打洞一样，其实就是肛瘘、肛痈之类。

金昌叔说只要不吃辛辣的食物跟酒，可以一次好。

消山虎要新鲜的，长得茂盛肥满的水边的更好，饱饱满满的，药力足啊！

然后捣烂了加黑糖，搞成像烂米饭一样黏黏糊糊的，糊在疮口上。

一糊下去痛感就消失，第二次糊痈肿就缩小，继续糊，热了就换。

那个局部的疮痛就会慢慢收敛。

所以"老鼠打粪肛门"这个病的解药就是消山虎锤黑糖。

有位老农他得了这个病，苦得没办法出门，也没办法干活，也不知道怎么跟别人说，找到金昌叔。

金昌叔说用这方法太简单了。

三天后老农提了几瓶酒来感谢金昌叔。

还有藏阴鱼，这个民间的怪名，就是藏在阴部周围的疮。这个基本上是一贴就好了。

有一味药叫铺地锦，它就喜欢藏在树周围或者湿地周围矮矮低低的，藏在阴处。

铺地锦又叫鱼鳞草，像鱼鳞一样，跟崩大碗还有蛤壳草很像，但是它长得比较小。

铺地锦捣烂加碱性的白灰。

种菜的时候，你在周围放些灰不容易长各类的菌。铺地锦捣烂后加白灰贴在阴部的疮上就好了。

有一个盖房子的阿叔，他找到金昌叔，不好启齿地说他阴部周围长了疮，金昌叔问他有没有乱来，乱来了就不能治的。

他说不是不是，他就是最近太疲劳，干活很多而且那些大鱼大肉吃得太多，爆出了阴疮。

如果大鱼大肉吃多了人又不累的，就会发阳疮，往头面上半身发，如

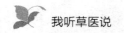

果大鱼大肉，人又经常熬夜，盗用精血，过用手机，房劳过度，就容易长下半身的阴疮。

所以阴疮他就用这个办法，就铺地锦加白灰捣烂过后敷上去。

三天后好了，又龙精虎猛地在干活。

还有阴疽、包括腿部的还有阴囊周围长的这些疮疽。

这个阴疽的话，肿痛，金昌叔碰到好几例，他让病人去找别人，为什么呢？

他说一般他不干预这些病，那病人就很奇怪，说为什么呢？

他说："除非别人治不好来找我，我不抢别人饭碗。"

因为当地也有好多会治这些阴疽肿痛的，所以老人家省心也省事，省得治这些病，老人家治病纯粹是爱好，不想把治病救人当做赚钱吃饭的饭碗。

因为这点才使他造诣变得很高，他根本不需要去为我要赚你多少钱而用医。

所以这种人往往能把医学学得很好。

所以以后我们那个养生公园，还有这个医学院入门对联就是贪名图利莫入此门，盖房买车请走他路。

金昌叔他现在住的都是很普通的房子，他觉得很快乐！

金昌叔说他现在住的小房子风水很好，以前他只要住朝南的房子就口角多，他这个命要住朝东的，所以他的房子朝东，生气旺，他说要挂一个紫气东来，再搞一个就日沾云。

什么意思？紫气东来说明无限风光，你一起来就看到最好的东西。

日沾云呢？日就是太阳，云就是宰相，后代不一般。

日沾云就是跟云和日很近。

升官发财四个字太不好了，你写就日沾云，哇！太高雅啦。

日就是皇帝嘛，就是靠近他身边，能成为他身边的宰相，栋梁之材，帮忙打理国家大事。

所以金昌叔也讲过即使吃得再不好，住的房子也要朝东边，这是很舒服的。

阴疽阴囊处的疮肿，苎麻根捣烂加洋碱，苎麻根可以安胎也可以消肿。

苎麻根和洋碱捣烂后一贴上去就好了，基本不需要第二次。

09 ▶ 深得其法，万无一失

成功的人生是人多了热闹，人少了寂寞也是享受。

为何呢？江西有一个医生，他跟我一样不到 40 岁，但是他在江西的名气很大。他也没有祖传，刚从医学院毕业出来坐诊的时候，没有多少人找他看病。

换作别人就要换工作，或者要怎么样想办法转一转，而他没有，这个人他就做学问。

他就打开书籍，拼命地看好用的良方而且当地又有的药材，做了一张张纸片，两年下来，他的病人排得比老先生还多。

就两年，凭什么？凭疗效，所以你真有本事，一个疗效这一条导火线就可以引爆整个县城，你有一两种绝活，病人全部过来。

他能够耐得住多大的寂寞，他将来就能有多大的辉煌。

所以人少的时候我们就拼命做学问，人多的时候拼命学以致用。

我们继续讲《我听草医说》。

金昌叔的哥哥吃了酒席后，肚子胀得像皮球，走都走不了，说这是不是危症，赶紧送往医院，要金昌叔帮忙拉过去。

金昌叔说这不是什么大问题，赶紧去搞那个罗网藤（海金沙的藤），然后榨出汁水，就直接喝下去。

喝下去排几个屁，那肚子就不胀了，再喝一次就站起来，若无其事。

海金沙藤能够去风湿，能够治疗结石、利尿，但是不知道它居然是治疗肚子胀的良药，书上几乎没有记载。

在我印象中我从来不会把海金沙拿来治疗消化系统肚子胀，只用来治疗泌尿系统结石、尿道炎、膀胱炎。

所以经历过这一例过我开了眼界，你们也开了眼界。

村里有一位妇女，身上长白色的斑，叫汗斑。汗出不畅，很苦恼。

有一次路上碰到金昌叔，金昌叔让她用山柰，我们当地叫沙姜。是方便面调料包里的一种调料。

它能温中、能微发其汗，让皮肤血液循环变快。

局部微循环加快了，代谢也加快以后，那些斑就会变浅。

就用沙姜煮那个咸猪肉，咸能降。辛能散。

利用沙姜入脾胃温暖肌肉、皮毛后，再靠咸猪肉把它降下来。

吃了两三次那些汗斑就脱干净了，她说擦皮肤药都没好这么快，就这么吃好了，这真是一个奇迹啊！

所以有时候说原来方便面的调料也能治病，讲了你都不相信。

还有当地一个养猪的人，牙齿痛，痛的哇哇叫，要去搞消炎药。

金昌叔把路边那个白花臭草，捣烂后榨出汁来，往那个牙里灌。一下去就消肿止痛，不用吃消炎药了。

白花臭草带毛，有一个别名叫毛麝香，毛麝香有什么作用？芳香开窍能止痛能消肿。

所以一味白花臭草治牙痛，如果再配上天文草，可以麻醉止痛，让牙痛几秒就好。

再看那个肝炎，金昌叔一到五经富的草药店去，那味药一出来就被金

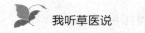

昌叔买光了。

这味药对于脂肪肝、肝炎、转氨酶偏高效果非常好。金昌叔他全部收过来打成粉，然后寄给外地的病人。如广州、清远、云浮这些地方。

清远一个肝炎病人转氨酶极高，金昌叔说就金银花、虎舌红两味药，平时打成粉剂就挑一勺一勺地泡茶喝。

喝过后转氨酶就降下来，后来他喝酒转氨酶又上去了，又喝保健茶降下来了。

然后金昌叔说喝酒的话不用治了，只要不喝酒这个药下去效果很快！

如果找不到虎舌红怎么办？

金昌叔在笔记本上记到可以用白茅根、半枝莲跟白花墨草代替。

白花墨草开的花是白的，枝是墨绿色的，其实就是旱莲草。

旱莲草能让肝火降温，让它凉下来。

所以你试试，若有人发脾气后眼睛红赤，甚至发脾气严重了口角都会有一些血丝，这个旱莲草一吃下去，能让那个肝安静下来，所以这三味药煮水可以治疗急性病毒性肝炎，一吃一个见效。

这里再跟大家分享一个妇女五六年都不受孕的，在大医院治了很久。

她在深圳工作，过年回到家乡，找到金昌叔。

她说只要她能够生孩子，就请金昌叔到深圳最高级的酒店吃饭。

金昌叔先开普通的调经药，月经必须要通调。

然后让她一定要早睡，九点必须要睡觉。

早上六七点起来后要运动一小时才能够吃饭，这是基本的，日出而作日落而息，做好这两方面，金昌叔对她的病就有把握了。

然后用三味药煮水。我不知道这是不是凤阳奇方，因为以前刘济勇老师跟我讲过。

他说凤阳的医生最善治不孕不育，而且能够精准"打击"，想男来男，想女来女。

所以为什么他们当地有些地方男女比例很均匀，就是家家户户都生一个男的，一个女的。

这个村几百年下来都是男女各半。

他就说这个村子得到了凤阳的传承。

这三味药就是小号虱母头跟山油麻根，还有布谷酸，就是咸酸草。

这三味药各抓一把熬水喝，喝了三个月。

三个月就怀上了，生下来后她高兴地从深圳赶回来说，现在要开车带金昌叔到深圳最高级酒店去。

她说必须要兑现诺言！

金昌叔婉言拒绝了，就在当地搞点那个小酒炒豆腐和花生，草草吃了一顿饭。

这个小方子，我也不知道金昌叔从哪里，取过来的经，这个"经"对不孕不育病人无疑是一道曙光。

金昌叔说："你看我一辈子高楼也没有盖，存折上也没存多少钱，帮别人治好病，别的医生几万块钱拿不下，而他就一顿草草的饭。"

但是金昌叔很高兴，为什么？他骑着那个电车到几公里以外去泡温泉回来，那些七十岁左右的那些人看到比自己年长的老人还骑摩托车，而自己已经拄拐杖。

开玩笑说："哎！怎么老人家老看到你还没死。"

金昌叔说没办法做太多好事了，死不了。哈哈。

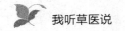

他们就很震撼、很震惊！

这就是做人的一张王牌，有的时候算命先生最喜欢用一个术语，什么术语？

告诉你们，你们用这个去套别人百套百准。

你学了算命，你看一个人很有钱，就说："哎呀，你这命里财多身弱。"

"啊，你怎么知道？"

"哈哈，钱财一多身体就弱下去了。"

基本上没有哪个人自制力真的很好，财多基本就会熬夜打麻将、要么赌博，总有一个嗜好，让你身体惨不忍睹！

要不就换手机，要不就打游戏、要不到外面去攀陪狐朋狗友。有酒有肉皆兄弟嘛！急难何曾见一人！

酒肉一过量"三高"就来了，所以财多身弱是一个规律。

所以金昌叔保持这种清贫的状态精神就很好，哪天富贵了哪天精神就不太好！

所以那天金昌叔说，你怎么不介绍病人来找我治骨科？

我说我不敢介绍。

他说为什么？多介绍一点来没关系啊。

我说："我怕被你儿子骂，你都八九十岁了，然后再介绍过去，你儿子到时候那边就跟我急了。哈哈，还在折腾老人家！"

所以一般普通的一些常见的骨伤，我们不介绍给他老人家。

除非是别人搞不好的骨伤，老人家是专长。

他说他是"玩"骨头的。

他说其实对于骨头方面的问题，他说多搞一点会更开心！

他说人老了，最怕没事干，没事干老得快，有点事琢磨琢磨人还精神。

所以"杀灭"老人的第一招，就是让老人寂寞没事干，救都救不回来的。

所以金昌叔说能活这么长命就是一句话：七七七，好别人才能好自己，而且是要好到彻底。

下面这个方子可以治疗妇科杂病白带浑浊，而且是撒尿后尿缸里会停留很多浑浊物的特效方。

就是说精华从尿道漏掉了，我们当地叫做男女败肾，肾固摄不住精华统统从尿里滑出来。

金昌叔说："你碰到这个病的病人，直接叫她来我这里拿药，在我这里吃一次再拿一包回去，就吃两次就好。"

他说这个方子我估计全世界只有他有，因为不是从书上看来的，而是自创的！

如何自创的呢？因为他老婆十几年前撒尿就老停在尿缸角，那尿缸角里很浑浊人又酸软无力。

妇科的杂病带下白浊或者小便浑浊，试想一下人吃那么多精华，却从下面漏出来了，它不仅漏那些水，它把精华也漏掉了。

这个多可怕！漏着漏着人脚就软了，骨头就酸了。

当时金昌叔用几种草药都没把她治好。常规的白果可以收精，还有黄芪可以益气，就是把"气"提起来，但是都搞不定。

她会好一点点但是一不吃药，就又复发，折腾了几个月。

金昌叔就坐在池塘边琢磨。

老人家就是好琢磨！一望到水底那些蛤吐泡泡。这个蛤壳啊，一动它就立马收住。收得紧紧地、掰都掰不开。你想吃它的肉很不容易！它的精

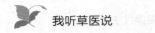

华一点都不露出来。

蛤嘴巴收敛得很厉害！所以一个人拼命冒汗、流精的，它就能收敛。

海里的牡蛎也管用。金昌叔用的是我们当地池塘里的蛤壳。将蛤壳晒干以后打成粉，他想既然这壳收得那么紧，那就用这个来收那个尿，效果会很好。

而且它味咸，大多水产品海产品那味咸，能沉降，又能涩收！

好，打成粉后调一点点醋，醋能够收敛。

谁知吃下去金昌叔老婆的病好了。

吃一次，哎，再去撒尿那种拖拖拉拉的感觉没了，还有那种浑浊的现象也消失啦。

奇怪哦！就吃了两次，一年也不发作。

哇！这个药若对症一碗汤，药不对症满船装啊！

金昌叔他就把蛤壳打成粉放在罐子里，周围谁听到这个方子拿去试，都是不超过两次就好了。

不超过两次，有些干脆来到这里吃一次，这个秘密不让别人知道。不用带药，回去不好了再来，基本上没有回头，一次就好！

所以说他们有的时候碰到妇科杂症，单用这个方子就能在整个广东省都出名。

一方打天下！不是治所有病，是你成为这个专科的厉害人物！

金昌叔为什么很有自信？我告诉大家金昌叔的笔记本有两个像对联一样的横幅。

左联是深得其法，就是说深得中医药界的大法。

右联是万无一失。

这不是吹牛吗？深得其法，万无一失。这个牛未免吹大了！你讲百无一失就好了，讲万无一失！

你知道金昌叔怎么解释吗？他的解释你们谁都想不到，因为我也想不到。

他说这有两种解释，金昌叔很喜欢毛泽东，所以他的笔记本里面都是毛泽东诗句。这就是老革命的笔记本，他写了几十年。

一个方子凝练好了才写上去，写了两三百条。

然后他跟我讲，他说治病就八个字，你在那个战略上要藐视敌人、藐视疾病。

就是说只要得法了，万无一失，来多少治多少，他说战术上要重视疾病，怎么重视？

你要得法一万例中有一个失误都不行，你就会丧命！

就像开一万次船，九千九百九十九次都不出事，那都不是好汉！就必须一万次都不要出事，一次出事你就麻烦啦。

金昌叔说："别看我嘻嘻哈哈，其实我也提心吊胆！所以我自信高过天，但是我也胆小得像老鼠一样。"

他说他胆大如虎，胆小如鼠！

这个很让人不可思议，如果你一味胆大如虎你就变鲁莽了。你一味胆小如鼠就变谨慎过度，打不开局面！

所以做事情要排除万难，胆大如虎，有什么病都不怕！

但是碰到一些细节，一不小心，像老鼠过街就会被别人打死，必须谨慎。哪个不应该做，哪个要做，要明白！

所以万无一失，一万个有一个失了都不行，要有这个心态。不要说，哎，

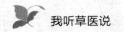

万无一失高高在上，那你就样样失掉！

人一高傲败象马上漏出来，一个家庭高傲瞧不起人，这个家就开始走下坡路，就开始走衰运！

所以看一个家庭是否走衰运就看他有没有傲气，一有傲气这个家就扶不起来了，立马败下来。

所以金昌叔这个对联横批是什么？横批就是"长征"两个字。

学医就像长征一样！

10 ▶ 十拿九稳斧头方

我从金昌叔那里又取到不少宝，抄了老人家几百首《斧头方》。

为什么叫《斧头方》？我们民间把非常有效的方子叫斧头方。

就像程咬金三板斧碰到敌人一砍下去就会打胜仗，这个叫斧头方，基本上十拿九稳。

以后我们会写一本书，叫《十拿九稳》，就是专讲斧头方、奇效方。

当时金昌叔为何学医？

有一次他到外面别人拿烟给他，他就接过来抽。自己兜里没有烟，也没有打火机。

后来他发现一个道理，你如果有一门技术，你就有源源不断的烟拿给别人抽，没有一门技术就经常伸手向别人要烟抽。

所以抽烟的癖好跟动力使他想到必须要学一技傍身，才有抽不完的烟。

于是他又想到以后老了怎么办？小孩子有大人养，大人可以自己养自己。唯独老人，一不小心就没人养他了。

所以这时金昌叔就想非得学一个铁饭碗，即使到老了还有人经常送礼物给他。

这让他想到了要把医学学到底！

金昌叔为什么搜集那么多偏方、验方，他不满足于当地本村的那些老一辈的经验，他还拼命往外村、外地搜集验方。

今天要跟大家分享的是脱发，脱发有很多种病因，其中有一种病后体虚的脱发。

病后体虚脱发，金昌叔说碰到很多例都是用生姜、大枣、何首乌煮汤来喝。

太普通了，生姜、大枣培补脾胃。何首乌呢？补肝肾。

人的头发需要肝肾气血去灌溉，要脾胃的气血去养，最后能够宣发到毛窍。

所以要想头发长得好，一个要肾水足，第二要脾胃好，第三肺宣发要好。

所以好多人焦头烂额或者毛发脱落。

金昌叔说脱发原因一个是没睡好觉，第二个是没吃好饭，第三个是没有锻炼运动好！

睡好了肾水足，吃好了胃脾好，而锻炼好了，发汗了那个精血就会往头发上面长。

制首乌可以让你睡得好，大枣让你脾胃好，生姜让你运动宣发得好。

所以你别小看这三味药，有道的！你看到表面的药就学一个治头发，你看到这里面的道你还可以治什么？治癌症放化疗以后体虚病弱。或者身体劳损、舟车劳顿回来后病弱。这就是补血汤。金昌叔的补血汤，发为血之余啊！

在珍仔围村有一个小女孩，她得了一场大病以后头发掉了一半，一个月都没长起来。

金昌叔说，简单，就吃生姜、大枣、首乌，平时再掰一些核桃来吃，这样吃了大半个月头发就长起来了。

所以我们中医说头发发黄脱落就像种菜一样，看到菜叶黄黄的，你要怎么干？对，要施肥松土。

所以看到一个人体虚病弱就两招，练八段锦的背后七踣百病消，去慢跑或者徒步。

让身体肌肉各方面变得疏畅以后，然后再用调补的食疗方药草。

那个珍仔围村的朋友送给金昌叔一大堆礼物。

还有一种脱发很厉害，叫"鬼剃头"，一片一片脱发，那局部油腻，局部会有噬菌细胞群，把发根都蛀掉。

好像我们种菜的时候有些菜长得不好，一拔开来里面菜根全被虫蛀掉了，这时怎么办？

井潭下面那个村有一个草医郎中，心术不正。

他掌握了偏方然后拿去赚大钱。

有一个富翁头发掉了一大半，到处治，治不好，然后这个草医郎中说他可以治，怎么治呢？

搞好了那个汁液拿去给富翁擦头，擦一半就长一半，费用五百块。

哎，这个不错，去找草医，又用药再擦一半又长一半，又花了五百块。哎，又回来，剩下那一半才把它擦完，长起来了，五百块。

草医郎中说如果穷人骑自行车来就擦一次，骑摩托车来的擦两次，开小车来的擦三次。

我说这样劫富济贫也不太地道。

然后这味草药，他就视之为宝不外传的。

没想到金昌叔也有，这个药是动物药，所以一般跟大家讲讲，你们没什么必要都少去用它。

就是厨房里头，你把那石头一翻开来，里面就有钻来钻去的，叫地鳖，

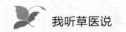

白色的效果好，将地鳖捣烂后那个汁液擦在头发上，它蚀虫效果很好，它一擦下去菌群就繁殖不了了，随后毛发就往上长。

将地鳖泡醋后擦在脱发处，擦之前要先用姜片，拼命把局部擦红，擦的越红越好。

然后呢？金昌叔说那毛孔就开了，地鳖汁一点下去它就好。

所以"鬼剃头"还有那个脱发烂发根，只要不是身体大虚的，一擦下去头发就会长上来。

再跟大家讲这味药又是化腐朽为神奇，火柴也是一味药，你们可能没人相信。

但是它是一味极其厉害的药，厉害到什么程度？碰到这种病找它，比任何药都快！什么病呢？

河婆有一个病人在县城里头治不好，满头都是烂疮。老家俗称"鸡屎堆"，就是头上像烂鸡屎一样，一片一片，看了都很恐怖！

到处医医不好，有时候抵抗力下降，那个局部有炎症，反正就是消炎杀毒外洗都没搞好。

下来找到金昌叔，金昌叔跟他讲，呃，小问题嘛！

折腾了那么久，这个孩子都折腾得快死掉了。

金昌叔说就用火柴，怎么用呢？买一盒火柴，你把它点燃了，烧过以后就用火柴头那一点点，用刀把它刮出来，刮出来一小撮以后，将"鸡屎堆"周围洗干净后，就拿一小撮放到"鸡屎堆"上面去，放哪里哪里好！

很奇怪！一放上去第二天结疤，第三天疤掉没了，光光滑滑。真是猫抓老鼠，一物克一物啊！

所以说你学了中医后，这个火柴也能治病。

然后金昌叔又给我们讲了一首很厉害的顺口溜。

有些孩子很不听话很顽皮，很多毛病，偏偏要下水去捕鱼，爬树上去掏鸟。

有一个孩子下水捕鱼，捕到鱼了就丢掉，然后那个脚瘙痒难耐，家人屡劝不改。

金昌叔给他编了一首顺口溜：

> 小小不听教，大了得人恼！
>
> 小小不学礼，大了扯面皮！

就说小时候没有礼貌，长大了就要丢家里人的脸皮。

他还去偷村子里的果子。

小小偷条针，大了偷箱金。偷条针被别人骂一下，偷箱金就要坐大牢。

小时候喜欢和一大堆损友在一起，就是说坏人一般有一大批坏朋友，好人有一大批好朋友。

一个人看他水平多高，可以看他的朋友，朋友就是他的镜子。

所以说你们将来成就有多大，看你周边的三个朋友，如果三个是啥样，你的成就和这三人差不多。

改变命运第九种是结交贵人，第十种就是养生，前面还有八种我们以后慢慢讲。

所以金昌叔说小小交损友，大了名声臭。

小时候交这些损人利己的朋友，大了就臭名远扬！

所以这孩子一过来金昌叔劝他以后别干坏事了，别总偷他的菠萝蜜啊。

但是一个医生毕竟慈悲为怀，不会拒绝这些病人，即使他偷过我家东

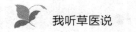

西我还帮他治病。

这叫什么？有人说这叫高尚，其实应该用另一个词语来形容，更有味道，这叫大气！

大气就是说不拘一格，不受你影响，照样帮他治。

就是《大医精诚》讲的，不问怨亲善友，贫富贵贱，普同一等，皆如至亲之想。

就是说不要问那些怨亲善友也不要问他有没有学佛，普同一等。皆如至亲之想，这是大医修为！

所以孙思邈说，想学好医先把佛学典籍看看，儒学的典籍修一修，道门再去学一学。

那天润雅问到，这个《一禅、贤二学医记》这七个字怎么解？

为什么会定这个名字？你看一禅代表什么？代表佛门。贤二呢？贤二代表儒门、圣贤。学医呢？十道九医，医代表道门。三扇门，你都要同时进去，要有佛禅的心，道家的术，还要有儒家的学问。

所以叫做，心近佛禅术近仙，学问要近圣贤边。

你的心要近佛禅，什么东西都能包容，都不会动气。

术近仙，术像华佗再世，像扁鹊再来一样，术近仙这是极致追求。

学问要近圣贤边，你的学问起码要学到圣贤的层次，低了都太差了。

昨天我们走在路上金宝问，老师怎么妄念少？我说这个你问大德师父他也未必能跟你讲。

不怕妄想多，就怕愿力小！

要解除妄想好简单，这是屡用屡效的。

就像你去参加赛跑一样，你如果去关注别人你就妄想多。两个人同时跑步我看对方姿势怎么样？人家已经跑到终点了，你还在观察，所以只有关注自己！

所以有人问京东的刘掌门，问他怎么能把企业做得这么好，有没有经常研究竞争对手？

他说："那个有什么好研究的，我只研究我的员工，我的团队，我的客户，我只造我自己的品牌，我哪有时间去研究竞争对手。"

所以说别人怎么跑关我们什么事？我们怎么跑才是最重要的，所以我们爬山的时候谁能够一下子爬到顶峰？

心无杂念，志向山巅！

爬山途中周围人朝你打招呼你可以当做看不见，你进入这个愣的状态，你学医学各方面你就会有成就了。

金昌叔说他曾经进入过这个状态，要成就圣贤要经历五个状态，即软状态，硬状态，愣状态，不要命状态，最后呢？慈悲的状态。

起码要经历这五个状态，你才能够晋级到很高深的地步。

那么妄念多怎么办？妄念多就是你的愿景太小了，你就看到眼前三寸远，妄念当然多。

你若看到天边去，你看看还有没有妄念，别人都打不动你，都影响不到你了。

接下来是跟大家讲金昌叔分享的这个案例，太厉害了！

以前讲过，我得重新讲一遍，因为这是救人命的。

中指烂的见骨头，这叫蛀节。

就像树或者竹子被蛀虫蛀掉死翘翘，不断往里面蛀，最后把手指锯掉，这种蛀节各类消炎药用到极致，还消不下来。

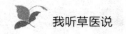

金昌叔说简单嘛，赶紧找来黄豆嚼的烂烂的，自己嚼用自己黏的口水一敷按上去它就不发展了，再按几天它就好了。

有好多病人就是这样治好的。

所以你们说火柴棒是药，黄豆也是药。

而且效果还这么好！已经有很多例啦，所以说它是蛀节的天生克星！

还有烂的很多的"鸡屎堆"，如果烂一个半个的那叫烂头疮。

在高村有一个烂头疮的，他家里穷嘛，穷人当然首先找一种廉价的疗法。

找到金昌叔，金昌叔说就用葫芦茶的根煮水洗头。一洗就好！

葫芦茶就是百罗舌，用那根部消炎去疮效果很好，这个是普通的烂疮。

如果严重的烂脚，一个疮烂了，接着不断地烂，烂到肉里，那个肉像那个崩山一样，一块块崩下来。

如果掌握这种草药，你在这方面基本上无敌了。

这味草药就是无名肿毒科跟跌打伤科里极度赞叹的，叫乌骨王藤，它是藤中的王者。

这个药我们百草园里头必须要引种。

将乌骨王藤熬水来洗，洗一次那个疮口就不烂了，再洗就长肉啦！

所以这是一味可以生死人、肉白骨的药草。

脚部烂肉、崩肉要死的，用这个洗了以后，那个肉还会再长出来，很厉害！

所以金昌叔讲村里的老姑婆脚痒，越抓越烂，抓得遍脚都烂了，然后就流水，流黄浊，流着流着就见到骨头了。

先是儿子带他到处看医生，都没治好，他还没放弃。

所以病再重只要没放弃还有希望，你放弃了就彻底没希望了！

找到金昌叔，金昌叔说："你给我五分钟，哈哈。"

然后老人家到池塘去拔乌骨王藤，拔出来过后，让她用乌骨王藤熬水去洗，洗到脚好为止。

一洗那烂黄水就洗出来了，第二次洗肉变白了，再洗的话就没有再发展下去，后来肉就慢慢长回来了。

所以金昌叔说这是生死人肉白骨的一味药——乌骨王藤。

金昌叔有一个大姨，脚部崴伤，乌骨王藤不单是消炎祛毒的药，还是跌打的药。

崴伤以后她就说要找谁呢？

你不用找谁，你就找你家面前池塘的乌骨王藤。

有的时候啊不用找谁，就找草药，和酒一起炒敷在伤处，第二天就好了，完好没有半点损伤，下地走路如常。

所以跌打药里，你不识乌骨王藤，你就休想在五经富上混。

我们到时候会引种这味草药，这是南方草药界里，跌打界里，绝对称得上大哥大级的草药。

所以不怕被打得满地找牙，就怕你身上带乌骨王藤一把。

所以金昌叔说以前有个打不死的人。

被别人打呕血了，第二天肯定就走不了了，而他第二天好像正常人一样。

然后金昌叔去讨教这是什么道理？

他说没什么，只是严重的时候就会喝一点自己的尿，便血就会止住，而普通外伤就搞那个乌骨王藤。

反正打得别人的拳头也打酸了，他也痛够了，就到那个池塘边割乌骨王藤，晚上煮水洗个澡。

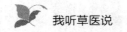

第二天铜皮铁骨又活蹦乱跳！

所以识得这味草药，你可以把你的孩子从小就培养成铜皮铁骨、百病难侵！再拍打都不怕。

以后我们会建一个"拍打房"。

那不是打病，那是打出铜皮铁骨来，所以我都不治病，我不关注疾病对手的，我只关注你体质强不强。

那么说我们拍打，你拼命想把病给打跑，但有了嗔恨心你会把病人打伤，你拼命要把你的身体的体质打强，像打钢铁一样，你钢打成了，身体杂质就没了嘛。

所以两个思路，现在人痛苦，他只关注疾病不关注健康。

我们相反，道者反也，反者道之动！

我们要关注健康，健康的生活，健康的治疗，健康的活法，而不要去关注疾病。

你关注对手就麻烦了，到时候会被牵着鼻子走。

人家有千种病，我只有一种健康的活法，这叫以一弩万，所以我们以后有一本书叫《以一弩万》，你们静待佳音！

11 ▶ 牙痛仙方

好！我们今天我听草医说最精彩！打一百分，结束的时候就打他零分。开始的时候打一百分，因为干劲十足！结束了打零分，因为没有傲气！

所以做任何一件事情在刚做的时候要藐视它，你要拿出打一百分的劲头跟气势！

但是你做完以后鄙视它，就还可以讲出更好的。

这个人生就会在轮回中进步。

第一个讲牙痛、牙肿。金昌叔说什么方子他都试过了，试来试去总结出一个仙方来，就叫做牙痛总方。

就是治各种牙痛的主方，基本上吃下去就会好。

金昌叔讲到珍仔围村一个牙痛案例，一个大男人痛得眼泪都流出来了，你就知道这个牙痛有多厉害！

然后金昌叔说简单，他把这种顽固的牙痛当跌打伤来治。金昌叔有这个本领。

金昌叔说骨头打断了那种痛，这个一下去都能止痛消炎，那普通的牙痛算得了什么？

跟断骨头没得比，所以说用三加皮的根加十个花生米一起煮。

我一直在想为什么要加十个花生米。他这个为什么能称为仙方？仙方一定是效果好，而且不伤人，作用范围一般比较广！他加十个花生目的就

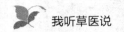

是保护病人的胃。

加点花生护胃，因为跌打药吃太多了，它太破了，有些胃不好的人一下去，哎呀，牙痛好了胃痛起来了。

所以用三加皮的根加了十个花生米上午吃了，中午好了，晚上没再发了，还要不要吃？金昌叔说既然好了还吃什么。

所以这个一味苦赤根就是牙痛药。

还有一个小孩子吃了糖果，得了蛀牙，痛得说再也不吃糖果啦。

然后金昌叔给他用三加皮的根加十个花生米一吃就好了，第二天又看她在糖果店拿糖果吃。

所以人性有两个弱点，第一个弱点就是好了伤疤忘了痛。就说你觉得已经痛到极致了，破口大骂以后不这样干了，结果好了后又这样干，这叫好了伤疤忘了痛。

第二个弱点呢，不到黄河心不死。你不到你的牙齿已经蛀没了，你都不会爱惜你的牙齿。

所以人很多时候会珍惜，因为他已经失去了。所以你们来这里学中医的，学传统文化的，基本上都已经失去健康了，哈哈。最起码是亚健康！

所以你们不好好练，会后悔的，就像这孩子一样牙齿坏掉了医好了再吃糖，再坏再医，医到没得坏，变成小老太。

如果普通的牙痛呢？你说我要找那个三加皮的根很难挖啊，而且不容易找。

金昌叔说你普通的牙痛局部鼓一个包，即使打针一般都止不了痛的。叫伏气肿痛！什么叫伏气？埋伏的伏。就像在地里埋一个炸弹一样，好似在牙里埋了一个炸弹。

这个时候用两招。第一招用野杨桃的根就是田石榴的根，捣烂以后加点退热散，是土洋并用。

金昌叔很会搞这个土洋并用，敷在鼓包处。

牙齿肿得像一个弹珠那么大的包，外敷下去它都会消。然后再拿白花臭草捣出绿色的汁，将绿色的汁含在嘴里。

如果你条件比较好，还可以加点冰片，调成药汤含下去疼痛速止。

金昌叔在外地的时候，发现找不到三加皮的根，好多药房都没有。只有我们五经富这边特别多。

金昌叔碰到一个一起打工的工友，牙齿起包肿得话都讲不出来，一张嘴就痛。

金昌叔说简单，就这满地都是的野杨桃搞来捶烂了，加几包退热散，搞在一起敷上去，再将白花臭草捶汁内含，白花臭草号称毛麝香，有开窍、止痛、活血、通络的作用。一敷上去当天肿包缩小一半，晚上再敷一次第二天就好了，若无其事！

然后他就包了很多红包给金昌叔，他说："我不是感谢你帮我治好牙痛，我想知道你用什么方子。"哈哈，拿钱买方。

金昌叔说："这些小方子我一大把，都给你，通通给你。"

有一次金昌叔去抓药，经过那药房，药房的人知道他经常来抓药是一个老医生。

药房的人问最近牙痛怎么办？在药房里就用药房的药。不用到外面去采什么，你那柜子一抽出来胡椒嚼烂塞在牙里，或者细辛打成粉，抓一把塞在牙缝里，哪里痛哪里就能止住。

如果很厉害的，再加点冰片或者樟脑，都能开窍止痛，可以做成牙痛散。

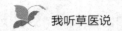

那药房的人一乐，哎！我这牙痛好了，我还知道一个牙痛散。打成粉，一份牙痛散成本一毛钱，却可以卖一块钱，翻十倍！哈哈。

细辛、胡椒都有芳香开窍止痛的效果。

还有中耳炎，耳内流出那些脓水，每年夏天都很多，为什么？我们最会游泳的地方是哪个村？上车，为什么叫上车村？

以前他们村地势比较高，上面没水，所以他们每人从集市回来都要上到车上去踩几下水车，上车村的水车最多，踩踩踩踩，那水就被调上去了。

然后就可以灌溉、可以喝、可以日常使用。

然后那个孩子们呢，就跳到河里游泳，因为对面就是水库。水库是比较富有的。

每当逢年过节还有特别的节日时对面就会做戏，做戏就是看电影之类的这些。

上车村的孩子们一看到对面亮灯，这边哗哗哗衣服一脱。衣服一脱，跳到水里，然后一只手托着衣服，一只手就游过去。几十米的江面他们就单手游，有厉害的还可以双手托，就单用脚游。

所以上车村人水性很好，但是水性再好，也难免经常会耳朵进水。一个小孩子耳朵进水痛了好几天。

他还想去游泳。

金昌叔就吓他说："哎呀，你这个严重了以后，耳朵会听不见哦！"

他吓得发冷汗，以后不能去游泳了。

罗网藤，就是海金沙的藤捣烂了以后，能治疗消尿道炎，也能消中耳炎。

为什么呢？膀胱通气于耳。肾主膀胱，肾主耳，肾开窍于耳，肾与膀胱相表里。

它既然能消膀胱的炎，也能消耳朵里的炎，它榨出的新鲜汁滴到耳朵里头，一滴下去不痛了。

晚上再滴一次，第二天肿消掉了，下午，又在河里游泳了。

所以金昌叔说他看多了这些现象过后，心就很平静！

性燥皆因经历少，心平只为折磨多啊！

就是说你的性格很燥就是经历得太少了，你的心很平静看多社会不平的现象，心平皆因折磨多啊，你已经被折磨得很多了别再折磨自己了。看别人不顺，是自己被折磨得不够，心性修养不高，所以下次找了还给你治。

结果又有一些朋友耳朵流脓水很严重的，金昌叔说你就去找那些壳，蛇脱的壳也行，蜘蛛脱的壳也行。

我想为什么找壳呢？你们想一想？我先跟你分享这个方子。

那医院里头都没有搞好用消炎药，就耳朵流脓水，医院里用消炎药一直好不了。

金昌叔说蜘蛛壳研细末加点雄黄，拿吸管一吸，吹到耳朵里头去，第二天干了，一抠，整块痂都掉下来脱落了，完全被带出来。

还有一例学校的老师也是中耳炎，流那个脓水。

金昌叔说就用蛇的壳，把蛇脱的壳放到瓦片上焙酥后捣烂，然后调点醋，滴到耳朵里。

一滴下去马上感到不痛，第二天痂也脱落掉啦，都治十来天都治不好，就用这个方法一两天搞好了。

所以我就在琢磨，壳是什么作用？壳代表一个脱落之象，它能让炎症、肿块、包块，局部痈肿脱落。

就像叶天士遇到产妇生不出孩子，用常规催产药催不下来，坐在庭院

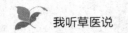

里突然一片梧桐树叶掉下来。

哇！药引子找到了，拿进去放进里面一煎，药一吃瓜熟蒂落！那个妇人难产的，像那个脱蒂一样生出来了。

家里人说像吃龙眼吃得落核那么干净，就完全脱落下来，瓜熟蒂落！

所以见到这个现象我们要以象入药，中医的至高境界——观物取象。看到这个尿水往下流，就知道它就能消瘀血。

所以孩子平时从树上掉下来造成跌打伤，哎呀，那个气闷住了，嘴唇乌暗了，很危险，赶紧撒一泡尿给孩子灌下去，因为尿就叫轮回酒嘛，一定是从嘴巴下去，再从小便出来。

你再喝它还是走那条路而且走得很快，叫轮回酒。

跌打损伤告诉你就一味童便，我们要取其象。

这个蛇壳或者蜘蛛壳，它都可以治疗那个中耳炎。

12 ▶ 有刺皆消肿

今天看看金昌叔那个药篓里头还有多少宝贝，人家掏他一两个宝贝，我要翻箱倒柜把他所有宝贝掏出来。

做学问要不知足。我从来不会只搜到一个、半个偏方验方。有人问我你天天在这里做什么？他们不理解我的行为、行动。看病不收钱，讲课也不要钱。

我说你们都在赚钱，我在赚人气！你们都在经商，我在做品牌！

做什么品牌？做一个中医人的品牌。

上次老先生说让我开个店，他有上好的消积茶。然后可以卖给大家，最起码养家糊口不成问题。

我说是啊，自己养家糊口不难，要为大众养家糊口不容易。你能将不容易的事情变得不难你就不一般。

所以我们雄心壮志的愿景是什么？让更多的人都能养家糊口。像马云一样，他搭建了一个平台让天底下没有难做的生意。

我们要搭建一个中医平台让天底下没有难学的中医，没有难治的恶病。所以愿力不可以输人！你们技术输人那是输一时，你若愿力输人会输一辈子。

所以说在余老师那里，还有在这里，你们零起点都不怕。

怕什么？怕你们不敢发大愿！张锡纯说"如果为己身温饱计则愿力小，

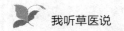

为天下苍生计则愿力大。"

所以学医不一定要成为什么高手，你只要学得能够将医学常识普及到千家万户那也很厉害！

就像读书不一定要考状元，读书出来当老师教出一个状元来那也行啊。据说天底下状元的老师没有一个是状元！

所以说好多人学医或者学什么他就很苦闷，他不知道这种苦闷就断送了他的前途，要有乐天派的精神！

像苏东坡被贬了还笑嘻嘻。这样他的才情各方面就会淋漓尽致地发挥出来。

我昨天跟大家讲，我说天底下的讲堂若论寒陋没法跟我们这边比。我们这边是天底下第一简陋、寒陋的讲堂，头上无片瓦。但是我们做的事情是天底下最受人尊敬的。

所以有人问我想赚大钱还是受到人家大尊敬？

告诉你们毫无疑问，受到别人大尊敬比赚大钱更重要！因为财气最后都会随着人气走！

就比如金昌叔治小孩子耳朵痛。小孩子学大人偷喝酒，喝完酒后耳朵爆痛！

因为酒劲是往上攻的。一爆痛那个耳内就发炎，痛得直叫。

找到金昌叔，金昌叔拍着他的脑袋说，小小不听话，大了吃泥巴！小小不听教，大了得人恼！

边骂边给他倒酒。倒什么酒？倒三加皮酒。就是白勒苦刺的根，苦刺的根部晒干了拿来泡酒。一点到耳朵，好了不痛了，点下去就不痛！

所以对这个酒毒攻耳，它是立竿见效。如果你没有这个酒，也可以用虎母根，就是那个勒菠，带刺的长那个红果甜甜的很好吃。

你不要以为那个果很好吃，那个刺无用。我说刺大用啊。

你没有尝到那个用处，你不会用你就说它没用，所以很多人采果我们采根。

有些人他说中医没用，我说对啊。他说你自己学中医都说对啊。我说是啊，中医在于不会用的人都说他没用。会用的人都说他很有用！

用这个刺菠的根晒干过后加酒捣烂，就是晒干了就加酒泡酒。

刺菠酒就可以治一切无名肿毒痛，新鲜的你就捣碎加酒敷。敷上去肿毒就会消！

有刺皆消肿。你看刺菠，苦刺都是带刺的，名字都带刺能消肿。

还有一个病人耳朵周围的皮肤烂了一圈。那个人吓死了，这个烂到脑子里还得了，像烂番薯一样。

怎么办呢？带刺的能消炎！金昌叔说用两面针泡酒。两面针牙膏知道吧？如果家里实在没其他药。

牙膏挤出来只要是两面针的有效，黑人的也有效。但是没有两面针那么好！牙膏里两面针浓度高的话，那牙膏就是皮肤药。

两面针，它两面都带针很凶的。凶到什么程度？

被蛇、虫、蜂、蜈蚣叮咬擦上去就好。所以两面针很受欢迎！挖它的根泡酒。

有个病人一边鼻子发炎，一边鼻子都堵住了，呼吸不利。金昌叔说："你到呼吸不利才来找我，为什么不是那边的鼻子堵了就来找我？你们这些人啊，不到黄河心不死！"

就说看病太晚了。如果早的话，一两味药就搞定了。拿眼药水瓶一吸

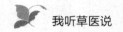

把那个两面针酒吸出来给他点鼻子，一点下去就鼻子就通了。那半瓶给他拿回去。他说还要保留起来。

所以说如果家里泡了这些药酒，平时碰到这些小问题，易如拾芥！就是说就像拾一根草那么简单！为什么？得其要领啊。你觉得难如登天为什么？因为不得要领。

嘴巴突然莫名其妙地变得肿大，像什么？腊肠嘴。

金昌叔说这个该怎么办？他们大江村就有一个，那个嘴巴一片嘴唇都快变成两片那么大，爆出来。这是什么问题？

金昌叔说不知道它是什么问题，我只知道有肿我这药就能消肿，给他用白叶子树根泡的酒。

那个嘴巴一擦，哇！不痛了，晚上再擦，第二天睡醒肿就平下去了。莫名其妙无名肿毒。

金昌叔说这个嘴巴会肿有两个原因，一个乱吃东西，第二个乱讲话。病从口入，祸从口出！所以嘴巴的问题，口腔溃疡的问题，舌头的问题，咽喉的问题，你都要反省。话要讲慢点！要讲中肯点！要讲诚实点！

还有一例耳朵发热，耳朵变肿大。耳朵痛得不得了！像那招风耳一样，相学里头，就说招风耳没福气！什么意思？就是说那个耳是招风的，一般福气不够大！

还有两眉间如果太紧心胸比较狭窄。这个人一般不太好交流，除非他学佛能够化解。

然后那个有十种败相，这以后慢慢跟你们讲，败相归败相，并不是不好，他也可以变成好相！同样就说身体生病了不一定是坏事，你治好了就会更强大！

　　所以学会相学，其最终目的不是给别人品头品足，而是学会改相。我们的心相篇就是改相的高级大法。

　　这个耳朵变得招风，变得肿大，好像被马蜂叮了一样。无名肿毒金昌叔在行，但是他不靠这个赚钱。

　　我说为什么呢？这个能赚什么钱，就一个肿毒来拔点草就把它搞好了。他说要赚钱养家糊口就靠"玩骨头"。骨折了人家搞不定他就几个招搞定，把它送进去把它接回来了，要靠这个技术活。

　　金昌叔以前做过村干部，但是他没领退休金，他有这个本事。他为什么没领退休金呢？他说家财万贯不如有一技傍身！

　　你们记住了，家财万贯不如一技傍身，你有万贯家财都比不上有一个技能傍在自己身边！

　　结果金昌叔就采白花蛇舌草捣汁给他滴到耳朵里边去，那个药渣就敷在外面。

　　半个小时以后取下来。哎！怎么不热了，肿块缩回去了。再搞新鲜的敷，等到下午那个肿就退掉了。

　　所以对于这些无名肿毒，白花蛇舌草捣汁外敷，这个消肿的效果非常好！

　　金昌叔他会伤科，伤科大夫会看病人的眼睛。眼睛巩膜周围有一些伤点，伤点就是、瘀青点，说明身体有跌打伤。

　　上车村有一老妇，她有一招很神奇。就说眼睛巩膜有黑点有一些瘀伤的。她就搞点草药捣烂以后贴在病人手上。

　　左边黑点贴右手，右边黑点贴左手。贴哪里？贴寸口。也有一些贴中指，中指跟寸口都有。贴上去黑点莫名其妙就会消掉。

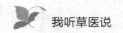

　　我现在也还没有完全弄明白这个机理。然后草药都是什么？金昌叔去淘宝把它淘出来的，有两种。

　　一种就是飞扬草捣烂过后，如果有人乳汁最好，加进去贴在手上寸口脉。如果找不到呢？找不到你可以白花蛇舌草捣烂过后贴你的中指。它可以消眼睛里的瘀斑。

　　很奇怪哦！你如果实在找不到也有办法，第二种可以用消山虎，我们讲了消山虎消炎最管用。它消炎号称有老虎般的威力！

　　捣烂过后塞鼻子。左眼有异障塞右鼻，右眼有异障塞左鼻。眼睛啊，你发现最近不管是过度用眼还是跌打伤，就那眼睛有东西堵在那里。

　　消山虎右眼贴左鼻，左眼贴右鼻！

　　金昌叔说消山虎消炎的效果他是亲自体验到了。他自己鼻子里长了一个小疔疮，那消山虎捣烂了塞进去睡一觉起来就平掉了。

　　所以这个消炎效果是顶呱呱的！

　　你们知道什么叫火烧云嘛？眼睛的话，白色的叫白云，就像云彩一样。火烧云就是被烧红了。用眼过度，眼发热！金昌叔说用两招，不用吃药就可以把眼睛搞好。

　　有一个喝酒的人他就犯了"火烧云"，一杯酒过后酒毒沿着肝胆，肝开窍于目！就上沿到眼睛，出现头痛、眼珠子发红。

　　金昌叔一看，让他用田基黄捣烂塞鼻子，左眼塞右鼻，右眼塞左鼻，两眼塞两鼻，塞下去用嘴巴呼吸。

　　睡一个晚上第二天起来头痛好了，眼睛也舒服啦！"火烧云"也退掉了。眼目疾患草药的外用很神奇！

　　下面这个例子不得了，二村有一个妇人乳房肿胀，肿的有多大？肿块有苹果样大！严重的乳腺发炎。她说要赶紧去深圳做手术割掉。她走之前见到金昌叔。

金昌叔让她千万别割，割了就死翘翘。然后她说你对这个有办法吗？金昌叔说他有办法。

因为他看她这病是初期，而且脸上头发有光泽。金昌叔说只要一个病人头发不管黑白，只要有光泽病都不至于太重。头发还有脸色，如果没有光泽病都不太好治。大病、重病或者晚期化疗后光泽统统没了。

好像你去捕鱼一样，刚抓上来的鱼，它身上油光油光的很灵活！但是那鱼抓上来养一段时间或者反复地抓它，它身上那层光泽就没了，那鱼就奄奄一息，生命力就减弱了，很难养！所以这层光泽很重要。

金昌叔敢接这个病不是盲目，而是有眼光，看得准！

所以为什么中医可以出手那么快？因为看得准！为什么用药那么狠？因为看得准！所以学中医你们要学武术，学会了武术学中医会更上一层。

怎么说呢？这个以后再跟你们讲。因为武术讲究的境界就是快、准、狠！你得先准，你才能快起来，才能狠！

这个药一上去就把她的病拿下来。草医就要有这个本事。但是我们面对很多的是慢性疑难病，所以得慢慢跟它调战术。

如果急性痈肿性的外科疮疡病，那就是快、准、狠。

金昌叔跟她讲用辣蓼捣烂过后加洋碱。搞一大把辣蓼捣烂以后加那个洋碱敷在那个乳房肿痛周围。

当天敷第二天睡醒缩小一半，第三天就退下去了。乐呵呵地说本来要动手术的免除了刀伤之苦！

到现在几十年了没有再发作。所以还有后期随访的这个疗效。那不是

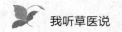

一次好，好一辈子。

所以金昌叔说像这些方子是以前流民教传下来的。流民逃难到一个地方的时候，比如有一群人路过五经富，当地有人生病，流民将他医好，当地人会给他米粮让他继续赶路。

我们客家地带有两个很厉害的方子来源，一个凤阳草医，到处传教帮人，第二个就是流民教。

金昌叔说他的方子很多就是来自民间凤阳草医跟流民教的方子。

所以不管村寨人有什么方子，金昌叔都尽收囊中。别人即使不教，他都有办法要过来。

因为他曾经多次假装病人到别人家拿药给我，他一看就知道了。

有些人密奇术而不传金昌叔又独好奇术乐此不疲！

他讲过好几个可以偷师的技巧。他不满足于在当地村寨收那些名方，还到各村各寨去收。

13 ▶ 单方治大病

　　我昨天到金昌叔那里淘宝，由于刮台风，我说刮台风我们都在进步？为什么呢？

　　虽然没在田野里干活！但是在那个房间里讨医问药！

　　所以古代为什么叫赤脚医生？就是把鞋子一脱，就能下田干活，然后把鞋子一穿又能当医生，这就是赤脚医生！

　　这是很高的那个赞誉，很多人以为赤脚医生是江湖郎中，贬低他们的地位、身份！其实这种见解是很可笑的！

　　因为赤脚医生是要身心兼修的。身体要靠打赤脚，干农活他可以变好，而心灵要靠帮人、救人。他可以得到解脱！

　　所以有些人老学医老不在状态，烦恼障碍很多？告诉你不是妄想多，只是愿力小！这句话很重要。不是因为你学习的阻力大，而是你愿力太小了！

　　愿小了这个阻力就大，愿大了阻力就小。

　　所以在金昌叔那里，有一个很好的方子，是正宗流民教传下来的。

　　金昌叔说带状疱疹严重时是要死人的！带状疱疹中医又叫缠腰火丹，整个腰都被缠住，缠得死死的。

　　金昌叔说当时他为了寻找治疗带状疱疹最好的那个药，做过很多尝试。

　　后来发现在松树上长的那些蔷薇，把它搞下来捣汁泡酒擦下去一般不

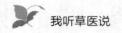

会超过第二次。

第一次擦下去的话病毒就没法发展了。第二次擦下去它就退掉了。不会超过第二次！

如果你再能加点白叶子酒那是十拿九稳的方子。

缠腰火丹严重恶症是要死人的。这种无名肿毒想不到区区的松树上长的蔷薇捣汁泡酒就把它搞好啦。又是小代价大回报！

所以我们草医最喜欢干的事情就是价格低廉，疗效立显。小代价大回报！

我说这个方子这么好，金昌叔说这个都给你们的，我赚钱用的是骨头的方子，这些只要不是治骨头的，我统统都交给你们！

在金昌叔的那个村寨，有一个大学生病人，得了奇怪的疮疡病。

那个肉一块一块地崩掉下来会"走路"，疮疡没有翅膀它会"飞"。它会传播，飞扬。

就是说它如果从嘴巴往内脏里头传。就是恶症、死症！如果往手往四肢末梢传，它就是轻症。

所以你一看它往身上往重要器官传的这个就难治。如果往周围四周传这个就是病退了！

往中间传叫病进，往四周传叫病退！

金昌叔说，很简单，就用单方的苍蝇翅。它那叶片就像苍蝇的两个翅膀。捣烂过后加酒敷上去，那疮"跑"到哪里敷哪里，就把它治住了。

以苍蝇的翅膀治疗这些会"飞"、会"走"的疮疡。这个不像一般的疮疡，它只长在局部死死地在那里任你"打"！

但是严重的疮疡像那个肿瘤癌症一样会传播的，它会带翅膀飞。

所以用单方的苍蝇翅膀。不是我们抓来苍蝇拧它的翅膀。是有个草药叫苍蝇翅。

这个是治疗毒蛇走窜还有疔疮走狂的一味药。

有一个蛇医，他说他的蛇药方里苍蝇翅占了很大剂量，是主药君药。治疗各类蛇虫咬伤。

金昌叔听到这个思想，立马把这个蛇药换为疮疡药。

蛇咬伤那毒会浑身走窜，疮疡也会浑身走窜！

癌症肿瘤它也是走窜的。没有脚会跑，没有翅膀会飞。

这种疮毒很凶！我们要用蛇毒药，就是苍蝇翅加酒外敷好啦！

本村还有一个病人身上也长这些疮。十几二十个一个连一个地长。

金昌叔说赶紧去把消山虎、田基黄两个捣烂后加酒敷在上面。哪里长疮就敷哪里！

第三天全身的疮都退掉好了。

我问他消山虎、田基黄为什么有这么大的效果？金昌叔说消山虎消炎第一品，像老虎一样有这个力量！

再跟大家讲一个，上坡头有个小男孩全手都溃烂，那个肉都溃烂了都要见骨头了，叫崩肉飞扬。

这个病也是无名肿毒的一种，就是肉像崩山一块块崩下来，那个疮疡像带翅膀会"飞来飞去"。

他母亲开药店，自己治不好。吃消炎药、止痛药都治不好。

金昌叔说告诉她一味药能把炎症消下来。

什么药呢？在南方叫"鸟不宿"。就是说那个鸟看到了这个草药绝对不会在那里过夜。

因为这种草木全身都是刺，简直就是刺猬一个。

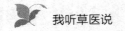

全身长满刺有刺能消肿，有刺能拔毒，有刺能开破。

所以这个疮毒肿很厉害的，就找这个浑身连叶带枝干全部长刺的鸟不宿！它是跌打神药，疮肿圣药！

金疮叔说要找那种软枝的，软枝低矮的效果是相当好的。能吃肉的就煲猪肉内服，有助于排毒长肉。如果不吃肉素食的，就直接用新鲜的然后煮水内服。

剩下的渣敷在患处。两到三次就可以排出那个脓浊的黄水，炎症消退，新鲜的肉就长出来。

前段日子有一个小孩子被开水烫到了手，痛得哇哇叫。

金昌叔说有什么好叫的，等以后大了受的苦比现在还要多十倍呢！

金昌叔让小孩子用鸡蛋清加点蜂蜜，敷在烫伤处。

鸡蛋清能生肌肉，蜂蜜能消炎、退火、解毒！两者调一下，就是烫伤膏、烫伤油！

这个只是治疗水火烫伤的其中一种方法。

那个孩子一敷上去凉凉的就不痛了。第二天就结疤啦！第三天基本上好啦！

所以治疗水火烫伤的小方法小窍门，不一定要去吃消炎药。这个偏方本身就能退火消炎。

有一个工人骑自行车骑太快了，跟人家相撞，连人带车翻了。胸部被撞伤，老是感觉局部隐痛喘不过气来。

金昌叔说简单，就用那个赤蕨的心捣烂加点红糖，红糖可引入血分。赤蕨你们知道吗？

对，蕨菜，就用蕨菜的心，以心入心。因为诸痛痒疮皆属于心！

所以治疗用赤蕨，红色的哦，加点红糖，又入血分。吃一两口然后贴在伤痛处就好了。

金昌叔说如果撞伤很严重的，不是自行车而是摩托车，那个力量大几倍的要加点红背叶跟白花蛇舌草。把这两个再加进去，捣烂后加糖。

有一个广州回来的学生，他在大城市里水土不服。肚子老是不舒服，皮肤长湿疹、湿疮。

金昌叔说还是我们这个田园村庄好，这里是仙洞啊！

所以广州、深圳大城市的医馆、药店请金昌叔出去坐诊，金昌叔都不去。

像庄子一样，帝王请他去治理国家，他不去。

帝王说为什么不去呢？这么好的条件，那庄子说你看这头牛它喜欢被放在庙里让别人恭拜还是喜欢在水草地里头摆尾巴，游来游去呢？

帝王一听，哎呀！原来庄子喜欢自由多于金钱跟名利！所以不请庄子。

所以庄子才长寿！才能够出那么多千古绝唱。他被称为文坛之帝王，他不在那个领域跟人家较劲！

如果想要解除烦恼，很简单。你别在人人都争的领域里跟人家较劲，你要跳出来，一定要跳出来！最难的人生不是奋斗，而是放手！

对于你急功近利想要获得的那个东西，是名闻利养的那通常会给你带来很多烦恼。

这个大学生手指甲烂疮流脓水。金昌叔说把艾叶跟那辣蓼叶子捣烂了。

辣蓼能杀一切湿毒浊，而艾叶呢？能够祛一切寒湿。那些疮肿啊，艾叶、辣蓼捣烂后加酒敷在患处。

第一天敷下去就不痒了，第二天敷下去局部不流脓水了，干了结疤了。第三天没敷就好了。

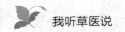

他说他折腾了半年。回村里不用花钱两天就搞定了。半年的病用半天去采药就把它搞定。

这个是什么医学啊？这个是中医。外国人只有惊讶！所以中医厉害之处就在这里。你不用去生产药，大自然已经给你准备好。

所以最上乘的医生他不是去制造多少药，而是他有眼界去发现多少药，同时利用好。大自然给你的已经足够了。

你身体需要什么？每个季节它已经给你准备好。

所以每个季节里头长得最好的、最旺盛的那个东西。包括时令蔬菜瓜果，这是身体最需要的，你不要冬天突然口馋想吃夏天西瓜，夏天想吃冬天的萝卜、大白菜！捣乱这个气场，阴阳二气就会乱。

你要顺之节令去吃这些食物，你气机就会调畅，叫食其食百害利！

然后就是适时的蔬果，你绝对不要吃含半点农药、化肥还有反季节的，吃不到这些东西你就等于远离了疾病。

你们知道以前在村寨里人们一到七八月份就要上山打柴了，打完柴就要挑扁担而且要走长途路。

所以肩伤、腰伤跟腿脚伤很多。有一个挑重担的人，他本来只打一担柴发现柴太好打了，又打了一担。

打了两担柴又舍不得丢掉就背回去，背回去脚底被石头压伤了，痛得当天晚上连路都走不了。

金昌叔让他去旁边的池塘里找辣蓼叶，找来捣烂了加点盐敷上去，不痛了。

第二天起来走路不痛了，好了。我想这个是什么机理？

辣蓼叶它辣，味辛。辛香定痛去寒湿！

所以脚底的疼痛、痹阻用辣蓼叶可以定痛。

这也是为什么手指甲旁的烂疮也用辣蓼叶。因为辛香定痛去寒湿！

为什么加盐？咸能降火毒！能降气机。所以咸味的药可以让炎症消退。

所以五经富的炸油豆角、炸油豆干必会给你配一小袋盐水。

油炸的豆角、豆干放到盐水一泡吃下去就不上火。所以这个是咸能降火！

局部受伤了肯定会肿痛，肿痛就用辣蓼。伤处也会发炎，发炎就加盐一起敷，所以消肿定痛是辣蓼叶，消炎降火是盐巴。

上次有一个病人，他说他吃了六味地黄丸也上火。但是不吃腰又很痛。怎么办呢？

让他用盐水送服。一吃下去不上火了，腰痛也好啦。所以吃了补药容易腰痛、颈痛，上火了用点盐水送服补药就没事了。

还有跟大家讲一个技巧，如果最近老容易上火，上火得很厉害！

清晨起来搞一升盐水对着太阳，花半个小时把它喝完。

然后练"背后七颠百病消"。所有火毒只要盐水所过之处统统被带出体外。

撒一泡长长的尿，咽炎、鼻炎、胃痛这些火毒统统排出体外。

一两个月干上一两次对身体很好。等于让身体发一次大水！

急性的脚底被石头压伤用这个。如果是慢性的脚底生疮呢？

有一个打柴的柴夫脚底生疮，半个月都没有好，平时挑一担的现在只能挑半担。

金昌叔说："你为何不早说？你去打柴到处都是药！"

找那个小号乳汁草，即小飞扬草。捣烂过后加第二次的淘米水。

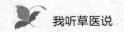

吃一半剩下的这些渣敷在疮口处。

小号飞扬草专治疮疡。第二天好一半，第三天全好了。

所以他很高兴，说治好了病又得到了方。中医就是得一个病你就会一个见识，学一个招法。

14 ▶ 草医特种兵

有一个孩子晚上睡觉老出冷汗，而且会哭醒。金昌叔说这是心惊有热，受惊了！汗为心之液，心脏就飙冷汗来自救。

怎么办呢？用黄荆子的叶心，那心带上几片叶子捣烂过后冲热水喝。

这个不能冲冷水，因为他是冷汗。如果是热汗就冲冷水喝。他是冷汗要冲热水。这就是技巧！

今天吃明天就好，晚上睡觉没有再出冷汗了。这是一招！

所以说受惊过后心惊闷热用这个方子。

而金昌叔又说如果是体虚，小孩子生病以后出冷汗。

就是生完病，病好了但是晚上容易出冷汗。一动那个汗就飙出来。

这种就要用五指毛桃、大枣。就是黄芪、大枣煮水，然后用这个水来煮粥，喝下去，粥能养五谷气、养胃。

再配上黄芪跟大枣补气血。气血一足，胃表它就会固摄，能力加强，冷汗就不飙啦。

所以病后体弱出冷汗，跟那受惊的出冷汗不一样。受惊就要用黄荆叶；病后体虚要用黄芪大枣粥。

去年有一个老人头皮发痒，搔得那头发掉的满地都是，找到金昌叔。

金昌叔给他一个小方子，一两次就好了。这个我记在这个笔记本上了。

就是三加皮的全草，三加皮就是我们讲的苦赤，苦赤整株可以用。再

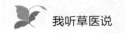

配上苦楝树的叶子。

苦楝树在四川叫川楝，我们当地叫苦楝。

那个叶子熬水以后等那个水温凉到手能够碰的时候把樟脑放进去。用来洗头，洗一次就好。

折腾了一个月洗了一次就好了。太神效啦！他立马把这个方子写到纸片上请那个相馆过塑放到家里。

不单自己可以用这个，以后还要传子传孙！

金昌叔说这个方子不单治老年人头皮发痒对于小儿身、口、脚、手全身无名肿毒瘙痒都可以用这个方子。

瘙痒初期洗下去立马见效，不再发作。所以懂这个方子就可以挂牌专治无名肿毒！哈哈！

这就是斧头方、单方、凤阳方、流民方。

单方一味气死名医啊！

那名医说他琢磨了半辈子拼命想怎么去对治，而金昌叔想都没想，药一用下去病就治好，这个就是专病专方、专病专药！

所以碰到特殊的问题你要找专家，碰到特殊的疾病你要找专药，民间很多这些专药配伍。

像苦刺跟苦楝树，他们两个都是苦味。苦能杀虫，苦能降！

所以头皮瘙痒之类的有病菌的拿这些苦味的药熬浓汁一用，那个病菌就闻风丧胆，立马就逃掉了。

所以那发根被虫菌蚀，就找这些极苦之药熬了。

为什么加樟脑？樟脑是开窍药，但是虫菌很精明。你药一来我赶紧躲到那个头皮屑底下去。再一来我就钻深一点。

这时你用药的速度一定要比它钻逃的速度还要快！

而最快的药就是，你这药隔着袋子都能闻到它的味道。

而樟脑就是袋子还没开就闻到一股樟脑的味道窜到鼻子！

所以它能开窍把毛窍打开后那药就灌进去。

所以有它为先锋。它就像踢足球的前锋一样。它就是行军打仗的先锋！尖刀队！就是说一下子直接插进敌人的心脏！速度很快。

所以最快的药就是开窍药，而开窍药中的王者是麝香！

所以在接骨药里金昌叔常会用到治疗无名肿毒之类的药。病情比较厉害的他会把麝香给请出来。普通的就是樟脑！因为物美价廉！老少都称好！

这里再跟大家讲一个斗医，什么叫斗医？又叫赌医，就两个医生在那里打赌、比拼！像那个《僵尸先生》里头斗法一样。

有一次金昌叔到外面打工，碰到韶关的一个医生，两个人在一起，所谓同行就是赤裸裸的仇恨！

我们其实不把学医的同行看做仇人！

我们的敌人永远是我们内心的贪嗔痴。如果你把敌人错认为是在外面，那你一辈子很难做得很规范！

所以同行做得再好啊，我们从来都不会羡慕他。而且要恭喜他！

孔夫子曾经带学生，学生说："哎呀！就说我不羡慕他，他水平很不错。"

孔夫子说："你若能恭喜他，说明你水平更高！"

不羡慕他表示你能自给自足，自力更生！你能恭喜他说明你能够引领他，包容他。这境界更高！

有个小女孩全身爆黄疮。好奇怪！不管在哪里治，都是治好了，随后两三天又爆。

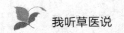

几个月来都是这样！然后这个韶关医生穿白大褂，意思就是正牌军！看到金昌叔要出手，他问金昌叔知道这是什么病吗？

金昌叔说不知道。不知道你还治？那金昌叔就请他来医治，说医好了拜他为师！

所以真有能量的人，都要敢于低头！低头不是普通人能低的。有能量的人都敢于低头。

金昌叔说到外面去要夹着尾巴做人！哈哈～低调很重要！

结果呢？那个小女孩的父亲就让这个很有把握很有信心的韶关医生医治。

他医了一周，药一停就复发，根治不了！

后来小女孩的爷爷跑过来找金昌叔说，那个医生搞了大半个月都没治好，逃了！

然后金昌叔说既然这样的话，就来看看能不能收拾这烂摊子！

金昌叔就带着小女孩的爷爷和爸爸到田头、山脚割苦刺心，割了一大把，放在那个大铁锅上面煮。

熬了就让小女孩整个人泡在药汁里。

如果凉了再加热药汁，反复地泡，泡了两天身上那些黄水疮就结疤了，脱得干干净净。

那个家长他以为这个也没有什么，过两天会再复发。过了一个星期都没复发，全好了。

然后整个连山的医生都惊讶了！那医院里的医生都来找金昌叔要他留在医院里！

他说这个病人他们医院已经接手治了很久都治不好。刚开始每个人总是雄心勃勃地去治，到最后又治不了，又以失败而归。

然后金昌叔又感慨说，你可千万别小看草医。只因衣冠少伟男，虽令草子多英豪！

听得懂这句话吗？意思是衣冠楚楚的，穿得很漂亮的，很少有伟大的男子。虽令草子多英豪，就是说在乡野里却出了很多英雄豪杰！

所以《增广贤文》中讲，蒿草之下，或有兰香。

就说，那些杂草里面可能就长有兰花草、有兰香。

茅茨之屋，或有侯王。就普通那个茅屋里可能住着未来的王侯将相，在那里修炼成长！

所以我说其实贫穷并不丢脸，贫穷是在保护你，人没有十年寒窗苦读，他不可能有一举成名天下知的机会。

所以我跟你们说，学业阶段你别散，你的关系越少越好。就像那个水能够收到一点，它可以把钢板洞穿！但是你变成花洒那样，只能洗车或者洗澡！却不能穿透钢板，达不到让人佩服的境地！

其实老师一看就知道你有没有进入状态，老师怎么看？

你看这个人一整天话很多的，学习都很有限。你看他很沉闷的，像闷葫芦，闷声发大财的才是王道！

就是说闷呆呆好像什么也没有讲，但是听的全部帮它收到"葫芦"里去了。

从小到大这个人木木呆呆不怎么讲话，但是进入社会就风生水起，赚大钱！

所以庄子说练那个斗鸡很简单，你要练得它雄赳赳气昂昂，它就是失败品。一定要练到呆如木鸡，若无其事！

就说连那个雄赳赳气昂昂那气焰都收敛起来，那个鸡一过来，它就一

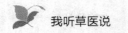

招下去立马打倒对方。然后它又如无其事地走了。

这个是所有千古文人的侠客梦，那些侠客功夫高手都是若无其事镇定自如。

就是说遇事波澜不惊的，一碰到什么事，绝不会一下子动情绪。这个很厉害！

你学医如果容易动情绪，那高的境界你就永远挨不着。

然后这个连山的医生找到金昌叔，整日缠着金昌叔又是买糖又是送礼，还买五花肉，想要这个方子。

金昌叔说跟你讲吧，反正他以后也不在这个地方混了。

然后一传十十传百，当地人都知道这个方子治疗疮疹特别好！

后来金昌叔回连山的时候，当地人都非常感谢他。还特别送他一个千斤的米阵！

所以真正的草医是什么？他一定是很接地气的，不接地气不能称之为草医！

所以以后我们就有一个竞赛项目，什么竞赛项目？

我们要像特种兵出去拉练一样，我们也要军事化训练！

把这些草医郎中训练好以后就一下子空投到五华、韶关等地。让他们在人生地不熟的地方，身上不带一分钱，就看一个月后能赚到多少钱。看能活得多精彩！

如果是草医的话，他就可以。那些草药拔了拿到市场去卖，若要江湖走磨砺一张口。

嘴巴多讲几下，病人来了你切脉能讲中对方病，而且你又诚恳，老少无欺，童叟无诈！

那不用一个月就成为最厉害的人，他就练出来了。草医要这样培养。说在这里读书开个诊所给你坐诊，那不叫养草医，那叫养鸡！

真正养草医就是这样养的，要放到大自然跟社会去历练。

所以为什么我们没出社会前，样样都要练过，要耕田、要锄地、要做床、做木板、做凳子还要铺石头路。

样样你都要能，还要到商场去叫卖，走街串巷样样都要会。

但是你们功夫不够，还轮不到你们参访。所以当时由游麻菜他们跟众草医商量过后，决定来一次草医大比拼。怎么比拼？

将来我们搞一个栏目，把你们统统赶到揭阳火车站，坐上火车然后开到你不知道的地方，就下车。

一个月后再回到这里，给你一台旧式手机。无法上网。

如果确实活不下去的，就沿街行乞，这是失败品。

如果一回来，哇～一个月竟然让你挣了十几二十万回来，是不是庸医啊？

像金昌叔那样一去那个连山别人就送他一千斤米阵。

那是别人乐意送的，跟你去营销不同，以德经商。是别人乐意把钱送到你这里，这个不一样。别人送完钱后悔了，这个一定是奸商！

出钱后不后悔，出钱后还到处讲你的好话的这个是德商！

德商跟奸商的区别不是你赚了多少钱，你赚了一百万别人还到处讲你好话，这是德商。赚了十块钱别人破口大骂，这是奸商。

所以草医历练就从火车站开始。

15 ▶ 阳病治阴，阴病治阳

《我听草医说》很精彩！连我去采访草医都觉得脑洞大开！因为他们有时候用这些奇招来治病，就在厨房里搞来搞去就把病搞好了。

有一个孩子老是吐奶，吃下去就吐出来！

吐奶该怎么办呢？金昌叔说这是胃肠没有热气，腐熟不了。怎么提高胃肠热气？

抓一把黑豆放到锅里炒热，炒到有那个焦味一出来，再放水进去，水开后，就把水盛出来给孩子喝，喝一两次就不吐奶了。

我问这是什么原因呢？金昌叔说就是这个孩子胃肠动力不足，他需要一些暖胃的热水。

还有一个老师，口吐清水，中午有的时候在学校休息起来口角流一大堆清水。

他最怕吃笋，一吃笋，整晚胃都在泛清水。很难受！

金昌叔说抓一把黑豆，放到那个锅里炒，炒到焦香焦香，倒水进去，"炸"的一声，像要砸锅一样的声音，那水有大量的温热之性。

就喝那个水，喝两次就好了。只要不吃笋就不会再犯清水。

但有的时候他一不小心好了伤疤忘了疼！这个笋真好吃，又吃了几个又发作了，又用这个方法治好了。

每当他觉得胃容易泛清水，他就用这个办法。抓一把黑豆下去，一炒，水一放就喝下去。

一喝下去肚子就暖洋洋。金昌叔说为什么他的那些儿孙很少去医院。

因为他懂这一点点生活小窍门跟草药，都是用这些方法把他们健康带大的！

这个水跟那个地浆水它们是一升一降的！这个叫做烧锅水，是往上走的，暖的。

地浆水往下走，凉的、降浊的。

如果病人是咽炎上火的一切病就用地浆水解毒。

如果病人寒冷凉的一切病就用这个烧锅水。

余老师跟我讲过一个案例。

以前有个小伙子在冰库里工作，一年多，手脚风湿痹痛、关节都弯不了。未老先衰啊！

那个小伙子看了不少医生都治不好病，余老师说不防换个工作。

换什么工作？换去跟火打交道的，厨师、烧锅炉的随你选。只要跟火打交道的就行，天天烤着火！

干了一个多月好了！手脚冰冷、疼痛、头痛、胃口不好全部好了。人本来很消瘦，九十多斤换了一个工作后变成一百多斤。

所以有的时候你干的这个工作扛不住的话，你要么想方法去化解，要么换工作。

所以这让我觉得中医很厉害！厉害在哪里？

阴病治阳，阳病治阴！

阴病治阳就是说阳虚畏寒怕冷的病症，我们要扶它的阳气。阳病治阴呢？这些阳亢热火的病症我们要滋它的阴液。

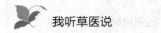

还有一个案例，金昌叔年轻的时候本村有一个祖传治疗腰部挑担压伤的。

他们村寨就有一个人，他只有一个方子，而且靠这个方子养家糊口。只要腰闪了、压伤了去他那里，他就捣烂那些看不出来是什么草药的药给病人，封个红包给他，用一剂就好。

然后金昌叔很好奇！到他家里拿一个红包丢给他说，这个真倒霉！刚才一跳过那个田埂上去腰就闪到了，现在痛得很！

他拿了包药给金昌叔，金昌叔回到家把药放在盆里，那药就会散开来。

金昌叔一看就说："哇！我以为是什么药原来就是怪子藤！那个味跟那个形象全部都是怪子藤！"

这是南方治疗腰痛的特效药。南方有很多腰痛药可以开发。

就这一味药，拿来干什么？就这怪子藤的叶子捣烂以后打一两个鸡蛋一起炒了加点酒。既好吃，而且见效快！

他为什么拿一剂药？不是他吝啬，是他自信心很高！不需要翻药。

就是说你挑担压伤了腰，就是不需要回头了，一次就好！

有一个上山挑柴的人，走了十几公里山路，回来后到山脚下就已经走不动，不得已叫别人帮忙挑，他就两只手扶住腰慢慢走。

腰肌严重劳损，到擅治腰骨痛的草医郎中家。他又包一包怪子藤，叫他拿回去炒蛋，炒蛋再加点酒，他以为没有三五天恢复不了。因为我们民间有种说法。"肩三腰脚四"，就是说肩挑伤了要三天才恢复，腰脚挑伤了要四天。

为什么呢？肩离心脏比较近，近水楼台先得月！近心脏的手肢先得血。

所以手新陈代谢比较快！所以为什么我们手要比脚要灵活。而且手比脚衰老慢！因为他心脏血液一下子就供到手，手灵活的人一般心脏比较好！

腰肌劳损腿脚没力，酸软痛！这个一吃下去，第二天又上山去挑更重的担下来若无其事！

所以这个人的名气就是靠这个方子撑起来的。他说是他的老祖、元祖传下来这个方子。而金昌叔也知道这个方子。

还有跟大家讲小孩子发烧 39 ～ 40℃，金昌叔那么多孩子也没少发烧、感冒。

金昌叔说一旦小孩子发烧感冒，他想都没想就往那后山跑。

去摘一种草药，一摘回来，锤汁加蜂蜜或者加那个二遍的米汁水。

就是说洗一遍淘米淘完后，洗第二遍淘出来的白水。

加到草药汁里头再挤出来兑点蜂蜜，搞一碗喝半碗烧就退了，十拿九稳。

小孩子一高烧起来，金昌叔说为什么他的孩子个个从小到大不曾吃西药？

因为他们一有个生疮、害病、头痛、脑热、感冒发烧的。他就往后山跑，后山就是他的药房。

家有青山啊，如有宝山！所以金山、银山就是青山绿水。这个最能体现的就是我们中医。

金昌叔说我这个方子已经成为验方。秘诀就是一味药算盘子！你们听过没有？

算盘子的果实，像一个个算盘珠一样，真是树如其名，草如其名。

算盘子可以治小儿感冒发烧拉肚子、小孩子肚子痛、消化不良。

带孩子到外面吃饭回来肚子痛得不得了。因为以前人比较穷，一出去吃就拼命吃，回来就肚子痛。

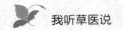

金昌叔又跑到后山拔算盘子的叶子，就这一味药，捣烂后加水一煎喝下去。

为什么高烧的就要用生汁，生汁退烧效果好。而普通的消化不良就要煮热，热药能够治疗消化不良。吃了这个胃肠不会冷掉。

因为它能解毒、消肿、活血、清热。孩子不需要吃第二次就好了。

金昌叔说这个算盘子祛风化湿。祛风是什么？比如吹着风了。像晚上睡觉电风扇一吹到天亮，身体僵硬不舒服，打喷嚏就将算盘子捣出汁来再加点生姜、蜂蜜调进去，一喝下去这种怕风的感觉消失了。

如果淋到雨呢？淋到雨后会关节疼痛，算盘子捣汁加一点姜跟大枣一煮水，或者调一点点蜂蜜，喝下去就会好。

所以身体有这些风水之气不调就是一味算盘子。

金昌叔总结说他常用这个方子，这是一位老人传给他的。小孩子吹风伤水、高烧、消化不良就它啦，没有第二味药。

当然有些医生擅长用其他的药，但是金昌叔得心应手的就是这个，第一个它容易采，第二个它的效果确实很好！

还有孩子发烂疮、脓疮它能消肿止痛，就用这个算盘子捣烂之后，敷在上面。那些脓疮就会消掉。所以我想把这个药用到这个疑难杂病中。

因为它对于呼吸系统、消化系统的疾病都擅长。

以前刘老师讲过，凡是一味药对消化系统跟呼吸系统疾病效果都好的，这个你要特别注意！

因为孩子不是呼吸系统的问题就是消化系统的问题。

大人的话多加一个情志的问题。

16 ▶ 集百家之长，成一家之美

《我听草医说》栏目的每一堂课都很精彩，讲完后我自己都觉得，如果我以前就听这个栏目，那该多好。

那么我的案例一定会累积得像山一样高。

所以学习就两招，第一个要敢学，第二个要敢用。

比如莲子心治失眠，治疗心烦气躁的失眠，搞个七粒开水一泡，晚上睡前一喝下去，失眠血压又高的，吃下去，第二天一量血压，血压降下来了觉也睡好了，又没有副作用。

如果是严重失眠，连心也嚼下去，好多人他只喝了水，没嚼心，效果没那么好。

它虽然很苦，但是它不会败胃伤胃，它能降胃。

所以你嚼七个或者十个，吃下去胃都很好，少量的莲子心能健胃，大量的苦到极致，那才伤胃。

因为胃喜欢的就是苦降的东西。

有一个村民睡不着觉老容易反酸。

我一想，要找一个能降的，让他的心火降到胃，胃火降到肠，心火降到胃就用莲子心。

胃火降肠呢？也是莲子心。

一味莲子心，2～3克，就一小撮吧，彪悍的人我们用的剂量要大，这

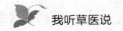

个养尊处优的人，我们用药的剂量要轻。

第二天他说："哇～我已经一个多月没睡这么好的觉，第二天睡到八点多，以前五六点就会惊醒过来，昨天睡到八点多，也没再反酸。"

所以能睡好觉心不燥，胃就不反酸，口就不苦，所以只要胃反酸口苦、咽干的莲子心加进去很好。

有一个胆囊炎的病人老容易眼睛干涩，我说她嘴巴一定也苦，口也干。她说是的。

我说这口苦咽干目涩啊，一般连在一起来的，因为火一烧上来，烧到咽喉就口苦，烧到舌头就口干，如果再烧到眼睛，眼睛就干涩。

我跟她讲用小柴胡汤加莲子心。为什么要加莲子心?

加有莲子心睡眠质量就是行，对肝胆火旺，爱发脾气的就是疏肝降火，疏肝小柴胡，降火莲子心，清心降火。

吃下去血压就降下去了，后来金昌叔跟我讲，高血压烦躁失眠的莲子心2～3克，开水泡茶，既能增强心脏功能，还能缓解火热脾气。

金昌叔跟我讲，若高血压，心烦的用莲子心，高血压尿赤的，就要用绿豆。

你觉得最近尿赤，喝水又不解渴，你就打绿豆浆一味。猛的喝它，喝到尿清澈就好了，又能够降血压。

珍仔围村有一个血压高的老爷子，面赤心烦头痛。

金昌叔见到了说，赶紧回去打绿豆汤，喝得越浓越好，第二天再见他，他说没事了，他如果不是及时搞，送到医院就会出大问题。

所以及时去处理，可能一把绿豆就解决问题，不及时处理，满车的钱财，有的时候都搞不定啊。

你们应该知道以前有很多急性肝炎，我以前去韶关南华寺的时候，发现他们寺前有卖旅游产品、佛珠之类，还卖青草。

因为有些人去旅游的时候，他也想买点地方草药，那里卖最好的鸡骨草。

金昌叔说鸡骨草治疗急性肝炎，鸡骨草搞个半斤都好，煮水来喝，肝部炎症的通通会降膀胱跟大肠去。

所以肝部灼热、肋胀、爆火也是用鸡骨草，如果我们配点佛手引药进肝区更好，佛手、陈皮行气化瘀，还能够败肝毒。

这类案例实在太多了。胃下垂，年老妇女子宫下垂，黄芪 100 克，胡椒一小撮。煮猪肚，吃素的人你就煮山药、大枣。

山药、大枣又叫多肉草药，你看山药很肥满，大枣很饱满。

山药、大枣、枸杞子加黄芪、白胡椒（海南胡椒），吃下去那个胃就会往上"提"，子宫会往回"缩"。

还有胃一吃凉的东西就痛，金昌叔说可以就煎鸡蛋加胡椒粉。

如果怕上火，最后煎的时候再加点水下去一煮一滚，连水带鸡蛋汤喝下去。

或者下个面条，鸡蛋胡椒面条，吃下去胃寒就会好。

我告诉大家，去年还是前年，庵背村有个阿叔，他老是胃痛，泛清水，他说好奇怪他只要出来吃狗肉面条，狗肉粄汤啊，那个胃痛就会好，他说单吃粄汤胃痛还加重，狗肉粄汤胃痛就好。

他就因为这个理由，天天晚上 11 点 10 点就出去吃狗肉粄汤，然后他家里人又没有办法，为什么呢？

他在正餐不吃饱，等到那个宵夜的时候又要出去吃。他就找一个冠冕堂皇的理由，说这个对胃好。

确实会好，不好他不会去吃，第二个呢，我跟他讲，其实起效果的不

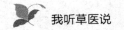

是狗肉粄汤，而是里面的调料。

胡椒、肉桂、丁香就是这些调料的作用，用这些调料，早上下面条也会好。

妻子听到后，让他别出去吃了，早上下胡椒、丁香、肉桂面条，打成粉，像胡椒粉一样洒到面条，一吃也好了，没事了。

可见其作用的不一定是狗肉粄汤，你们别被别人骗了，有作用的是粄汤里的那些芳香、健脾、开胃、提神而又富有能量的草药。

特别海南胡椒，胃受凉了，就是几粒就好。

海南胡椒非常"霸道"。如果胃热呢，胃炎胃溃疡。

这时你看他口干舌燥，又不喜欢喝热的东西，喜欢喝凉饮，就要用蒲公英 50～100 克煮水。

为了防止伤到胃，可以加点大枣，所有草药为了防止伤胃都可以加点大枣。

如果热性的兑点蜂蜜，蜂蜜大枣蒲公英汤，治疗胃溃疡胃热的效果很好。

金昌叔说就这个小方子，不知道治了多少胃溃疡的病人，这个小方子的案例太多了。

有一次红白喜事，一位阿叔喝酒喝多了，胃痛得不得了，按摩也缓解不了，那些胃药也缓解不了。

金昌叔说他你下面不排不拉，胃痛就不好。

蒲公英 50 克、大黄 5 克吃下去，大黄后下，泻下力量很猛，一泻千里，好了，一次就好了，用了一块钱不到。

在那里瞎折腾，都搞不好，因为那些邪气在里面都没排出来，就在里面战斗，一排出来了，没有敌人了，天下太平了。这个是很好的思路。

再跟大家讲一个汤方，太厉害了，看到了我都想喝，它叫"延寿神仙汤"。

金昌叔说，在农村大病小病，到后期就是这个汤方。

这个汤方用得好，可以返老还童，可以延年益寿，能够强身健体，可以耳聪目明，这是什么汤方呢？

金昌叔说这个汤方，就是年老者的福音，因为年老体弱，身体不行了，不行在哪里？不行在脾肾。不行在气血，所以这个汤方脾肾并补，气血双调，方子用什么？

用四物汤调血，熟地、当归、白芍、川芎各5～6克调血，再用四君子汤补气，党参30克，白术10克，茯苓10克，甘草5克。气血并调、脾肾同补，肾呢？肾用枸杞子、牛大力。脾呢？用生姜，大枣，能助气血生化之源。

这个汤方既好喝，又可强壮身体，秋季进补，来年打虎的时候到了，我们用的就是这个汤方。

所以我们煎药房以后每个季节都会推出一两款汤方来，让大家来尝，其中这个汤方秋冬进补最好。

秋冬进补，来年打虎，要怎么进补，我不建议轻易去吃鹿茸、海马之类，因为这些血肉有情之品吃进去能壮一时，兴奋一时，但随后容易有副作用。

而且动物蛋白容易囤积在肝、脾内，当你疲劳的时候吃它，它排不干净的，而用这个汤方能补肾健脾，益气养血。

它的功效就是补肾健脾，益气养血，如果脾虚得厉害，告诉你，陈皮、佛手、麦芽这些随手就上。

如果肾虚得厉害，那就用巴戟天、肉苁蓉、黄荆，灵活变化总离不开脾肾。

所以我们古人一直在争各家学说，我说，中国为什么叫龙的传人你们知道吗？

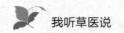

龙很厉害，每个动物都向它学习，像鱼把鳞学过来，鹿把角学过来、蛇把身体学过来、鱼把尾巴学过来、狮虎把那个爪学过来。

所以这个龙很厉害，中国人叫龙的传人，你如果不能集百家之长，成一家之美，你不是龙的传人，就是假中国人，是肉体的中国人，但是精神灵魂不是中国人。

所以看到别人的一些长处，你不能够同化学习过来，你的灵魂还不是龙的传人。

究竟是要补脾还是补肾，历代古书古籍里头都在相争。

我们接下来会开发一个栏目，叫《我听古籍说》或者《古书曰》。

就说现在很多人看到古书就头疼，我们要带领他们怎么读古书。这童话故事你们去写，古书我来讲。

未来我们要开发中医的很多东西，一二十年以后中医会流行什么？

孩童学中医肯定是大趋势，人人健身也是大趋势，家家养生是大趋势，草药流行天下更是大趋势。

所以古人在争究竟是脾虚还是肾虚？

有人说这是脾虚，有人说这是肾虚，有人说补脾不如补肾，有人说补肾不如补脾，有人说没有先天就没有后天，有人说没有后天养，先天会干。

究竟要治什么？历代医家都在争，后来说别争了，通通都补，通通都调，有所偏重，实践出真智。

用这个方子，我们治过脾肾并补，气血通调，碰到腰膝酸软的，我们补肾的药多加点。碰到脾胃不消化，健脾的药多加点，这就是集百家之长，成一家之美。

17 ▶ 一味苦刺心治百病

　　今天我向金昌叔取的经不简单，为什么呢？你们已经体验过了，凡是从头到脚，有热毒火气的。金昌叔说家里只要种上一棵苦刺心，早上起来就摘苦刺心，轻症三根，重症五根，极重症七根。

　　放到嘴里，反复地嚼。嚼得越烂越好，将苦汁吞下去，基本上从头到脚的炎症都会减轻。

　　有一个中学老师咽喉痛，去泡温泉，然后碰上金昌叔。

　　金昌叔说他这么老了，都不怎么咽喉痛过，年轻人怎么这痛那痛，他就问金昌叔有没有好办法。

　　金昌叔说简单嘛，如果觉得有点吞咽不利，就去搞苦刺心五根，嚼烂了吞下去。而且要清晨，打点露水都不怕，清晨其气，它上达顶心，很嫩的，而且苦刺心是什么味的？

　　苦寒清火消炎热，它这种苦好奇怪，吃了不会败胃，因为它苦你嚼了以后，再吞口水，有回甘。

　　像昨天你们喝的擂茶，那里面的主要"猛将"就是苦刺心。喝了过后吞口水都是甜的，回甘，因为炎症一下去，口水甜水就会上来。

　　所以苦刺心它有两个特点，一个是心，以心入心。

　　第二它苦，苦能降浊，能清火，能消炎热，两个一搭档，不单是心脏的热、肺热、咽喉热、胃热、胃炎、肠炎，还有角膜炎、鼻炎、膀胱炎、尿道炎

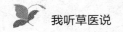

这一切系列它全管了。

所以金昌叔跟我讲，不要让太多人知道，我说这次怎么吝啬了？他说，太多人知道的话我种的全被采光了，他想用的时候就没了。

所以要想让太多人知道，也要让他们去种。

你们不要老喜欢搭顺风车，顺手牵羊，要自己种。

所以苦刺心是一个大药，大到什么程度？你们今天讲到了它就是百炎消。

我们中医世界里头的百炎消，百种炎症它可以消除。

有一个急性胃痛病人，喝酒以后加重，金昌叔说就是胃里头发"火"嘛，苦刺心十一根，嚼烂吞下去，一入喉，三分钟就不痛了。

痛了一个晚上，苦刺心吃下去，就过喉不痛，就这么快速，所以你们吃这个擂茶就等于吃了保健汤了。

就身体有些上火的时候就喝擂茶汤，比凉茶强，因为它里面还有一些补益的东西，都是新鲜的草药。

还有一个孩子他觉得鼻子酸酸的，要感冒了，金昌叔让他去抓三根苦刺心吃下去，两三天都鼻子酸酸的，再去学校回来没事了。

所以有鼻炎的，你立马去摘苦刺心，苦能降心肺，肺开窍于鼻，心肺一降鼻部的炎热降下来了。

而且苦刺心消炎，它不单是降火，普通的草药如白花蛇舌草、印度草，它们只是降火，或者因为它们生于低矮湿的地方，还能利尿。

苦刺心比其他所有降火利尿的清热药多了一样本事，是什么本事？

消炎也在降火的范畴，它跟其他草药不一样，去采摘苦刺心，还得戴手套，因为有刺，有刺能消肿，所以它不单消炎，局部长包块、疮块它也可以消。

所以为什么我们当地草医跟当地骨伤科医生视苦刺心为跌打圣药，有俗语称：你被打得满地爬，找到苦刺心就不怕。

苦刺心捣烂过后，好奇怪，加酒，炒热过后一敷在伤处，那个跌打肿，它慢慢会从脏腑里浮到皮肤表面，能拔肿外出。敷两三次，没事了，又能干活了。

所以一个人，耐得起这些折腾、折磨，那你背后肯定有一些草药，用了这些草药，就会变成打不死的小强。

所以耐折腾耐磨，有的时候我们要仰仗这些草药酒。苦刺心是很好的跌打药、伤科药。

还有碰到咽喉长息肉包块，吞咽不利索，比较严重。

金昌叔说，把苦刺心捣烂了，兑一点点麝香，金昌叔那里，常年都备有十几盒麝香，骨伤科严重的病症就用大瓶的，轻的病症就用小瓶，它兑到那跌打药里，这是秘诀。

就是说普通的伤就用苦刺心，如果是严重的大内伤，要加点麝香，它能开窍、定痛，然后这个一用上去随后就不痛了。

所以咽喉痛得像刀绞一样，苦刺心加一点点麝香。如果觉得麝香贵，那你加一点点冰片也管用。

捣烂了以后塞到咽喉里，先别急着吞下去，让苦汁停留一会儿，它带刺，带刺能消肿，凡是有刺的它就能够让你肿起来包块消下去。

所以白花蛇舌草跟葫芦茶身上没有刺，它们只能清热跟利湿为主，但是苦刺心带苦味除了能清热利湿还能消肿散结。

所以最普通的热，叫做无形的火热，严重的热它会结成包，这个时候就要用苦刺心了。

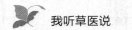

有一个老师得了口腔溃疡，莫名其妙地烂嘴巴，而且没吃热气的东西，嘴巴也会烂。

有一次到街市上买东西，碰到金昌叔，金昌叔说一般人不问我，我很少跟他说。但是只要敢于讲出你的苦处，很多人会帮你。

所以有句话叫做贫无达士将金赠，病有高人说药方，你贫穷的时候一般不会有人甚至你亲戚都看不起你，不会把钱拿给你，就是说人穷了很少人会真正帮你。

富在深山有远亲嘛，贫居闹市无人问，贫穷的时候没有很通达的人，能够把金丢给你的，除非他们看到你的亮点，投资你。

而病呢？病有高人说药方，就是说你只要病了敢于向别人讨教，别人有方不会对你吝啬的。

因为救人一命胜造七级浮屠。金昌叔说简单，让他早上去摘苦刺心，搞五根嚼了，嚼烂然后塞到口腔溃疡处，哪里溃疡，就塞哪里，含个半小时或一小时，含热了可以吐掉，然后没有苦味了，再嚼，再吐出来。

第一天溃疡就平掉了，第二天就不长了，接下来两个月不长口疮了，就是早上的时候那些苦水苦浊往上泛，就被苦刺心降下去了。

烂嘴角也是一味苦刺心。

你们发现在外面应酬喝酒的人，都有一个特点，什么特点？

就是睡醒以后口干口苦，严重的头还会痛，有没有一味药能解酒解肝胆毒，又能够降火消炎肿，就是苦刺心嘛。

它带刺能够行气，带刺的药它在身体走得比较快，而且走得比较深。

你看普通的药，只能"打"到你的皮肤，但是苦刺心能"扎"到你的筋骨。

所以它的消炎是穿筋透骨，它的消肿是无往而不入的，没有一个地方不进去。

有个患胆囊炎的老爷子，早上起来口苦咽干，这个老爷子经常去下棋，下棋的时候一纠结，那个胆囊就痛，一着急它就加重。

凡事着急加重了，要加疏肝解郁、清热降火的药。

所以苦剌心同时集齐了疏肝降火攻效，所以肝郁气结，气郁化火的用一味苦剌心。

它味苦能降火，而且带刺能行气。

所以一个人一郁闷，胸肋胀、乳腺炎、脖子粗、面红、肝胀——一味苦剌心。

金昌叔说就用这个，让他拿回去试试，如果觉得要摘新鲜的麻烦，就采摘这些新鲜的苦剌心，晒干了，放在袋子里不舒服的时候拿出来几棵泡茶。

当天吃下去，第二天睡醒，口干苦没了，就这么见效，而且当天吃，当天都变得比较好睡。

所以你们如果觉得最近压力大，身体差，觉又睡不好，口干、咽苦、目涩的，告诉你们去擂茶店买三块钱的擂茶汤就行，不用加饭。喝下去，中午睡个好觉，下午百病消。

到时候你就冲点水下去，那一碗喝下去，顶级凉茶，不亚于王老吉、加多宝。

因为我们当地人用这些当地草药，不加防腐剂的、不用运输的，直接做出来马上就喝，效果最好。

关于苦剌心还有很多神奇之处，我们以后再跟大家慢慢分享，掌握了这味药，等于你掌握了什么？

它首先是消炎药、百炎净。它还是伤科药、接骨药，骨头断了可以将它捣烂接回去。

它是消肿药，局部痈肿的，可以用它。它也是抗癌药。

在我们当地，我告诉你们是把它搬上饮食至高峰的，能够成为家喻户晓的草药，它的功效跟它的能力，还超乎你们的想象。

18 ▶ 香附一味打天下

我们讲了这些外科的无名肿毒，还有民间很常见的妇科病症。妇科的你会碰到很多奇难怪症。

其中最常见的妇科疾患，就是妇人碰到寒水过后，月经闭住了，什么意思？

就是说来月经以后，去干活，碰了凉水，或者淋了雨过后，月经突然不来，严重闭经是会死人的。

我跟大家讲一例珍仔围那边，金昌叔几十年前遇到的病例，这个人干完活刚好碰到下雨，月经又刚来，一路被淋回了家，月经就闭住了，四五天还没来。

很快那个人就觉得奄奄一息，都没法下床。哭叫着说："我要死了，我要死了。"这么厉害。

然后她丈夫把金昌叔请过来。金昌叔一看，说怕什么？死不了。

然后赶紧叫她丈夫到周围去拔香附，将香附锤得烂如泥。加进大枣，然后煮水。

一方面是服用，另一方面呢，再加酒。香附捣烂后加酒或香附加酒捣烂后，就那些药泥用布给包住，趁热从头擦到脚。

金昌叔帮她把头部擦完了，剩下的叫她丈夫帮她擦。

擦到头，头就出汗，擦到身体，身体出汗，擦到脚，脚出汗。

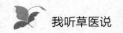

擦完一出汗后，那个胸闷心慌感消失了，随后就露出微笑说："儿子啊，不要哭了，我不会死了。"

躺在床上好几天，寻死觅活的，气顺了就没事了。

所以金昌叔说，这又是一个草药又救人一命，就将香附捣烂后，跟那个酒一起，蒸热来，喝上几口，剩下的呢，擦身子。

为什么呢？因为香附乃气病之总司，所有气滞、气血瘀阻的，要听它的，它叫总司令，它发号施令，可以说是不敢不从。

所以香附子理气血，就是妇人用药第一名。

你们如果懂得一味香附子几种治法，你就打天下了。

盐制的降浊；醋制的酸收；炒香的行气除湿；酒泡的能活血，治跌打、闭经；跟清茶调的，可以清利头目；跟糖调过后，可以行气，缓急止痛。香附有九种制法，这是独当一面的一味草药，以后我们还会再复习它。

还有月经来临的时候，到游泳池游泳，经闭住了，金昌叔说这个简单，就用"哼沙。"

"哼沙"学名叫铺地锦，煲过水后，直接冲点米酒喝下去，一次月经就通开了。

铺地锦消炎通经络，这是一个很好的方子。

妇人生完孩子以后，局部有些红肿，关节肿胀，特别是一吹到风，或者洗了凉水过后，就肿得更加厉害，这叫产后风水。

怕风怕水，金昌叔说，只要做好防治工作，两个都不怕，就用黄荆子根与山苍树的树根，两样药煲水冲点酒喝下去，可治疗产后这些风水急症。

而且只要吃了胃口就会很好，既开胃又健脾，还芳香行气，辛散祛风湿。所以这就是我们客家人在治月子病里，对世界草药最大的贡献之一。

因为妇人百病好多是因月子起，这个月子没坐好，将来会积劳成疾，月子期间把身体调好后，就会少生很多病，多活很多年。

在上车村有一个妇女，她生完孩子后，将近一个月都不敢吹风，一吹到风好像会钻到骨头里去。

金昌叔说，简单嘛，你就找一味能通经钻骨，把风给祛出来，布荆树的根就可以。

布荆树的根就是黄荆子，黄荆子根跟山苍树根，两样煮水冲点米酒，吃一次，就不怕风了，吃两次敢出去走来走去了。

可见山苍树能够提升人体的胃表之气，加酒过后身体气机会变得彪悍、体壮。

我们观察到一个奇怪的现象，那些吃辛辣的外省人来这边干活，他们抱着孩子在雨底下淋雨，也不感冒发烧，不鼻塞。

我们南方人，好像一不小心淋着一场雨，猛打喷嚏，又感冒又发烧，为什么会这样？

吃辣的外省人很搞笑，他们说，我们怎么下这种"小"雨还要带伞？我们也很搞笑，问他们怎么下这种"大"雨不知道去躲雨。

因为体质好了就不怕邪气，体质不好，你就真得躲。他们为什么体质好，他们就多吃这些辛辣、辛散之物。

所以人适当喝点辛辣、辛散之物，如山苍树根，治鼻炎效果好，鼻炎，用黄芪配山苍树根，基本十拿九稳。

那种慢性鼻炎，经年累月好不了的，就将山苍树根打成粉，配上黄芪，煮出来的水既好喝，又能暖胃，而且喝过后鼻头都会发汗。

如果能喝酒再兑点酒下去，以后就很少感冒。

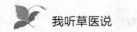

所以一个孩子容易感冒，就用这个小方子。老容易感冒，早上起来猛打喷嚏，有鼻炎的倾向，消炎药没有用，抗过敏药也没有用，但是用补气通经络与排湿的药管用。

吃了三次以后，这种症状就消失了。

还有妇人生完孩子以后，产期坐卧当风，窗户打开后睡觉了，风直接吹过来，头痛，叫产期头风。

这个跟大家讲也是一两招搞定。你可以选择的，因为招非常多。

第一个就是黄荆树的根，产后坐月子期间，黄荆树的根，它起的作用非常大。

黄荆树根煲水再冲点米酒。为什么要冲米酒？黄荆树本来就能够祛风除湿，一冲米酒，就等于你本来已经有关云长的本事，再给你加一匹赤兔马，跑得更快，战斗力更强。

迅速升到头面、九窍，然后发散风寒、解表。所以这是一个很好的方子。

当时老师去太白山的时候碰到一位草医，大家在讨论头痛、头风怎么治？

有人说，哎呀要抓什么药啊？药要怎么煲啊？要用什么？

然后草医说他的方法很简单，就是泡好桂枝酒喝一杯。

桂枝能走人体上肢，上半身，加酒的话，一下子这些风邪头风就解除了，这个管用，我们黄荆子根泡酒也管用。

所以北方一般用桂枝酒，我们南方要用黄荆树根酒。

泡好放在那里，头风头痛，倒一杯酒喝下去就没事了，有人喝酒了头痛，但是喝黄荆子树根泡的酒就不头痛。

好！今天跟你们再讲一个方子，我们治疗毒蛇咬伤的草药有很多。

有一个阿叔，他晚上去山里抓鱼，一不小心踩到银环蛇，被它咬了一口。

他说，当时以为死定了，看到那个蛇溜走都没敢去打它，这时怎么办？

还好他去抓鱼的时候带了一小瓶药酒，就是一味药——老虎菠，用老虎菠的根泡的酒。

他用那个眼药水瓶吸了一点，然后往那脚上一滴，剩下的挤到那个嘴里喝了，哎～一瘸一拐回到家，没事了。

金环银环蛇还不是最毒的，最毒的蛇我们当地叫做"蜈蚣蛇"。

就是说这种蛇很奇怪，普通的蛇叫单毒蛇，这种是双毒蛇，为什么叫双毒？它还吃其他的毒蛇。

它就是这么凶猛，所以碰到这些蛇虫，你们要小心，平时去干活，别的不说，打草惊蛇是基本的常识，就是说你要干这片，那个竹子，你一打过去，好，就没事了，那毒蛇一碰到这些东西自动就开溜了，你就可以干了。

也可以放一点药酒在田里，如果有农夫被蛇虫、普通的蜜蜂蚁虫蜈蚣叮咬伤，给他涂上去就好。

所以我们的蛇药到时候可以配好几个款式。豹皮樟、老虎菠，还有刺菠，都是毒蛇、蛇虫咬伤的解药。

然后金昌叔说，像这些经验都可以大胆地把它放出去，为什么可以把它放出去呢？

因为这些东西是救人的，就说留在自己身上会"沤掉"，所以我那天为什么会上去，把那些书籍都搬出来，"书籍贵流通，而不贵滞塞，宁愿流通至烂，也不束之高阁。

所以你们平时去干活，宁愿让气血彻底流通、通透，也不要在那里闲着袖手旁观。

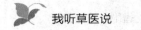

闲生百病，刀闲生锈，人闲生病。

所以你去挥汗如雨，浑身干得越通透，身体越好，气血就像资金一样，一旦滞塞了，就不流通了。

货物因为流通而增值，因为滞塞而贬值，身体也是，所以天天流通，天天练功。

还有妇人产后肚子痛，这个不管是吃凉冷的东西，还是吹到风了，只要产后肚子痛的，就用羌活，把它捣成粉，炒热了，加一点点酒，一送服下去，那肚子暖洋洋立马不痛。

所以金昌叔说这是妇人产后肚子痛的小方子。平时可以把羌活打成粉放在那里。

我为什么很推崇羌活这味药，因为它能除五脏六腑、四肢九窍的这些风邪气。

它是风药里的悍将、猛药，是风药当中最猛的一个。

上半身痛，一般用羌活，下半身痛用独活。

所以独活寄生丸能治什么？它能治下半身腰脚痛。

九味羌活汤治的是上半身头痛风湿痛。

以前跟大家讲过，妇人白带白浊很多，连尿缸里都会停留很多白浊。

这个金昌叔讲过，用水底的那个蛤壳（生的），蛤壳打粉后跟醋一调，敷上去，"立效立止"。

金昌叔在笔记本上，前两个字评价这首方"立效"。

什么叫立效？立竿见影之效，就那竹竿一放，那里就有影子，这个药一过喉咙，它就会起效，叫立效。

这个方子你们仔细去研究，会悟出很多神奇之处。

就比如说田地里，你们看那些渔农去养鱼的时候，发现电闪雷鸣的时候，那些鱼有时候会跳出来，但是很奇怪，鱼塘里头放很多蛤壳的，那些鱼就会很安静。

为什么呢？因为蛤壳属于静，鱼属于动，一旦电闪雷鸣，立马动静相吸，它就会沉底里，不会跳出来。

所以出血症，出虚汗的，一旦着急紧张，汗就往外飙，就用蛤壳粉。

蛤壳粉配合黄芪，它就是一代宗师，不管是盗汗还是自汗都管用。

有些人好奇怪，他抓了那个蛤壳，壳丢掉不要了，然后金昌叔就去捡回来。

捡回来后就放到那个打粉机里，打成粉，那粉就包在那里，几年都可以用。

你调了醋怎么样？调了醋以后，它那个收敛的作用就更强。

而且调了醋它收敛的同时，也可以排毒，酸涩收敛涤污脓。

所以蛤壳粉调醋可治疗好妇人白带白浊，尿里沉淀物增多的，它既可以把白浊给排掉，又可以让肾脏固密。

你看那个蛤壳很密的，你一动它，它立马就把那个嘴巴闭上，你怎么撬都撬不开。

它这种密合无间的功夫很好，所以吃进身体里，它就能够壮骨，还能固肾，像肾牢固后，尿崩、尿血、尿蛋白都会好转，你们都可以展开思路，往这方面去想。

19 ▶ 家有千金不如一技傍身

好！今天的《我听草医说》又开始了。今天的精彩首先精彩在哪里？精彩在会做人。

因为金昌叔说他治好了很多人的病，从来没有收过钱。金昌叔说一收钱，你就是为钱而学医，不收钱纯是为了兴趣而看病。

所以为钱而学医，你走不久，大概就是钱一满足你的医技也就停止。

如果为了这个技术跟对中医的热爱而学习的话，你的医术会步步高升！

金昌叔跟病人不会较劲，这个是很好的品质。医者最怕跟病人较劲，他一跟病人较劲，就没法从病人身上学到东西。

金昌叔说我有好多方子是在病人身上学到的。之前有病人找金昌叔接骨，金昌叔把他骨头接好了。

这病人说送金昌叔一个治疗骨头痛的方子，说他虽然不是行医的，但是给金昌叔行医的有好处，就是药酒方。

金昌叔说是不是苦刺心啊？或者络石藤、两面针？那个病人说都不是。

他说这些都比不上一味药——鸡嘴椒的根。它就是风水药。看那个风湿膏是不是有一些辣椒型或辣椒牌的。

还有些风湿膏放了辣椒，辛辣芳香定痛去寒湿。用这个来泡酒，一擦下去软脚就会变硬，脚痛就会变轻，所以有的时候辣椒结完了，那个根有大用。

它的根也是风湿药，它通身都是辣能够转。还有金昌叔后来泡了拿去试效。

有个中风的老爷子两边太阳穴胀得厉害，金昌叔拿这个药酒一擦两边太阳穴就不痛了。

所以它这种通透性非常好。痛则不通，特别是急性的疼痛，都是不通引起的。

急性的疼痛如吹空调，吃了凉饮过后肚子痛、头痛、后背痛，鸡嘴椒的根泡酒，喝下去不痛了，喝一两口就不痛了，因为酒走得太快了。这是从病人身上学习的。

如果不谦虚这方子就得不到，你不实践试效，这也不会成为你的方子。

所以金昌叔他的经验为什么能够日益渐长？就是打好这个框架之后，能向任何人学习。

在上车村有一个小孩，水泻停不住，家里又没什么药。

金昌叔说，搞个蒜头捣烂了，直接温开水冲服，喝下去就止住了。

这里面的机理你们好好想一想，为什么一个蒜头下去，就能止住小孩子普通的水泻？

他这种水泻，一个是寒的没有错，第二个呢，清气在下则生飧泄。我们要用辛辣的能够往上走，叫"逆流挽舟法"，往上一提。

所以为什么水泻要加感冒药，有些小孩子水泻用那感冒药只要解表了。一出点汗，那个肠里的水就被发出来，水泻就好了。

所以这是血液流通之妙，蒜头，它也能够解表，它还可以杀肠道里的菌。这点功效是普通解表药没有的。

有好多泄泻、痢疾是因为肠道里菌群失调。所以一味蒜头下去，就把

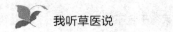

菌群调和了。

所以有些人为什么平时很少感冒？因为他们隔三岔五就来点蒜头加那个豆油、酱油拌到菜里头吃。而且是生蒜，生的辛辣之性更强。

所以吃到体内辛香止痛祛寒湿，它能够在你肌表布一层"金钟罩"之气，当然吃不了蒜头的也可以选择辣椒。

辣椒也吃不了可以选择姜片，反正你走这个辛辣路子就没有错，而且辛能够生清扬，能行气血。

小孩子感冒拉肚子不爱吃饭，就用算盘子，煮水内服。

算盘子太形象了，看一遍一辈子记得，它那个包裹子就是小算盘一粒。

还有一个老人患气管炎，咳得很凶！他说去泡泡温泉就舒服一点，不走动那就咳得更厉害。

但是天气一变化又咳喘。

这个金昌叔说用蝉蜕、薄荷跟白叶子，白叶子就是豹皮樟，我们当地又叫油扎树，三味药各5～10克左右煮水。

为什么只用5～10克？它就是这么轻的药，它能够走你的胸肺。至重的就到下焦，至轻的到肌表，吃一次晚上不咳了，吃三次几个月，都没有再咳喘过。

金昌叔说这个方子太厉害了，有解表的蝉蜕，有疏肝理气的薄荷，还有降痰浊毒素开窍的白叶子。

接下来金昌叔又讲到采药。采药重时节，根薯应入冬，花叶宜盛夏。

意思是采这些根薯类的药你在冬天、秋冬比较好，为什么有些人发现那个药好容易发霉。金昌叔说必须是霜降以后去采才不会发霉，特别是挖根部的药材。

因为第一个霜降以后，那个根部水分就不多了，水分不多的话，它霉气就比较少。第二，霜降以后，开始落叶，一落叶那精华就往根部藏。就像天气一冷，青蛙、蛇就躲在洞里，天气一冷了那树叶的精华，全部都送到根里。

所以冬至前后，你不管是买的蜂蜜，还是去挖的牛大力、巴戟天都比平时要香，当季就是宝药，过季就是杂草。

有一个牙痛的商人。金昌叔给他抓了一把粉末，加十个花生米煮水吃下去就好了，一吃下去不用吃第二次。

刚开始商人说这么一小撮给多一点吧，不用就一次就好，问是什么方子？

就是牙痛神药——苦刺心。苦刺心晒干以后打粉，逢年过节，还有应酬多后牙齿痛一吃下去就好。

你们掌握下面这个治皮肤病的方子，可以赚很多烟钱、酒钱。只要你们想要，那病人就会纷纷都把烟跟酒送到你家里来。金昌叔说他就是这一招。

他现在车里都有那个药。他一去洗温泉，那周围有些老头子，今天这个皮肤瘙痒给你挤一点，擦一点明天好了，送包烟给他。

然后有个老头子觉得感冒了，鼻子塞，挤一点擦擦太阳穴还有鼻子周围，把它擦红过后，第二天的话又好了，再送他一包烟。

然后呢不小心被一些虫蛇蜜蜂之类的叮咬伤，局部红肿疼痛，直接就用这个，滴上一丁点，第二天又好了，有些当下就疼痛减轻，然后呢送一瓶酒给他。金昌叔给他挤了一点药再帮他周围揉一揉按一按。第二天走路如常，所以又送酒给金昌叔。

金昌叔说他平时开车到外面去，里车必放一瓶这个药酒，这个药酒是

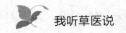

什么？三加皮，三加皮就是苦刺心的根，再配合白叶子，白叶子就是豹皮樟。

三加皮是祛风消肿的，白叶子能消炎解毒，你看被那蛇咬伤了，药一点下去就退掉了。

金昌叔做过一个实验，拿一个竹签，点一滴自泡的白叶酒，那个蛇在笼子里，蛇头抬起来要咬人，再轻轻拿这个药酒点蛇，蛇像被驯服的老虎，趴下去不动了，如果你再灌一点点给蛇吃，那蛇就死掉了。

所以这个药酒是很猛的，号称蛇毒神药，有人说，现在哪有那么多人被蛇咬到，况且咬到了也不一定刚好碰到你，碰到你也不一定泡有那个酒，所以你知道了也没有用，那怎么办呢？

我们要用这些治疗蛇毒的药，广泛地开发应用到治疗各类皮肤肿痛、疮疡上面去。局部疮疡肿痛，你就把它想成蛇咬伤，这疮肿是皮肤的肉毒，被蛇毒咬也是毒。它一样解毒，它连蛇毒这么毒都能解，那普通的叮咬伤、蜈蚣咬伤、蜂蜇伤都可以解。

还有到田地里干活，不小心得了稻田性鼻炎，一擦下去就不一样，可以睡个好觉。

甚至就连被蚊子咬了，滴几点都好。

所以常带这个药酒，哪里都有用途。用这两样来泡酒，如果你家里有两面针更好，你再加进去，叶边有刺皆消肿。

就是说局部肿，红肿热痛都管用。而且这几味药是可以喝的，它没有毒。

你看三加皮还可以用来做擂茶，白叶子它就是豹皮樟，樟树嘛，还可以做家具，芳香的樟树做樟脑丸。还有这个两面针去做牙膏，安全可靠、没毒又价钱不高，而且疗效还这么好。

告诉你，这个绝对是我们药房里的头号药酒王！它就是无名肿毒、局部疮疡疼痛的克星。

　　金昌叔说我根本不需要开那个治疗无名肿毒外科的药方，他平时碰到朋友了挤一点他的烟钱就够了，所以老人家80多岁，不用家里孩子们养。这个太厉害！

　　还可以养人啊。你看那边盖那个寺庙庙宇，金昌叔一出手就是几千块！说这都不需要儿子拿的。想都不用想就可以拿出去。所以说家有千金不如一技随身！

　　看起来微不足道的一个小技术你学到身上就不一般啦。

　　所以我们学医究竟学什么？为什么而学，明天要跟大家好好分享。

　　因为如果你们没有愿景的话，你们不可能学得很深，走得很远！

20 ▶ 大气一转，百病乃散

好！《我听草医说》今天又开始了。

金昌叔总是能给我们惊喜，这个老人就是宝！他即使平时听闻的那些东西，稍微用心留意一下，他就是一部当地活的历史书，尤其是你要对这方面感兴趣。我说一个人成功，他的方式是什么？

你们研究所有的成功学最后凝结出来就一句话，哪一句话？

你只要做你喜欢的事情，而且这件事情又能帮到人造福人，我告诉你健康、财富、幸运、金钱、名利通通都会跟着你。

所以做你喜欢的事情，然后这件事情又能造福人类的。

为什么我们著书、写作还有干农活各方面，都能比常人更猛！你们一天工作的时间是几个小时？我说我一天工作零个小时。

因为我没有工作，我只是做我喜欢的事情，24小时都在做，而且是乐此不疲！

古代成语有大智慧，你做你开心的事情你干一整天都不累，你做不开心事情，让你在那里干一个小时，你就累得嘴都撅起来。

为什么昨天又有一个朋友说要带广州的一批人到我们农场，我一下子就拒绝。

为什么？因为你不够精进，来这里拖大家后腿。一个团队10个人里头只要有1.5个人懒，这个团队就完了，所以一个一百个人以内的公司，他不可以超过 15 个懒人。

所以大的集团公司碰到这种现象，赶紧裁员。不然的话这个公司就完蛋，控制在 10 个以内，否则把他们同化了，为什么呢？一懒跟十群，一懒也变成群。

所以普通人看到懒人就觉得很生气，你来拖我的效率，会骂懒人。

但是聪明人呢，聪明人他会骂聪明人，就是骂那个勤奋的人，会说你还不够勤奋，才让懒根有地方生长。

所以孔夫子他为什么做《春秋》，因为他做《春秋》乱臣贼子惧呀。

孔夫子说不要怕《春秋》，它不是责备你们的，《春秋》是责备圣贤人物的，是用来鞭打君子的，你们看不看无所谓。这个是给君子以立志的，就是君子的磨刀石。磨刀很痛！不断地被磨啊磨，但是最后呢？最后它很锋利。

干活很苦！但是你觉得很甜！说明你身体很好！你很健康很舒服！这就是阴阳！

如果你学中医连这起码的阴阳道理都不懂那就是不入门！

我们刚才讲了成功就只有一条途径——干喜欢干的事情，然后干一辈子这件事又对大众有利！

我发现金昌叔他治疗妇人乳房肿块很有一手，就用那个草药外敷。

而外敷方有好多啊，其中消山虎跟红背，两个药捣烂外敷的效果是排在前列的。

通身不管哪个地方发炎肿痛，消山虎跟红背两味药就是消炎药中的王者。

现在红背还到处都有，消山虎越来越少。以后我们田里要种一点，它

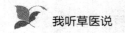

两个一结合在一起从头到脚的炎症"走"到哪消到哪。

用穿破石把它带到肝，它就消肝炎。

用桔梗把它带到咽喉，它就消喉炎。

用红藤败酱草把它带到肠道，它就消肠炎。

用蒲公英把它带到胃，它消胃炎。

用葛根把它带到颈，它就消颈部炎症。

用桂枝把它带到肩膀手臂，它就消肩周炎。

用牛膝把它带到脚，它就消膝关节炎。

这两个药外敷炎肿消，内服热火退。

所以这两味药是消炎退火的王者！

有一个乳房肿块疼痛的病人，肿块可以移动，金昌叔说它会移动就容易好。

推着不会移动像石头一样坚硬的，很难治！

会移动的，连内服药都不用，就消山虎、红背捣烂了加酒炖热后直接敷下去，肿块一天比一天小，五天以后就消掉了，这是一例。

还有一例很严重的，局部硬结绷紧的，金昌叔说这个不但要外敷药，还要加内服药。

外敷的药可以消肿，因为这些肿是长期生气的产物，叫气郁化什么？

气郁化火。草郁呢？草郁化热！我们把一大堆草堆在一起，然后你隔一段时间一掰开来，哇！里面怎么会冒热气？它郁了！所以郁闷的人叫郁火。

郁火。郁闷就发火、发热。乳房部的疮肿炎热，是郁闷日久所致，所以我们要给她解郁。

金昌叔的解乳房郁结四药，每味药各 6 克煮水喝，而且一剂药不会超过一块钱。这个是通治一切气郁诸疾！

> 香附——气病总司；
>
> 白芷——止痛妙药；
>
> 青皮——破气神品；
>
> 枳壳——下气猛将。

有神品，有猛将，有总司令，还有止痛的神药。这些药结合在一起，一吃下去就放屁，那浑身气机就开始转动，叫大气一转百病乃散。

她外敷肿块软了一点，再内服煮水吃了半个月左右，乳房周围的那些硬结就慢慢消掉，只剩下黄豆粒大小。

所以这是什么方子啊？救命的方子、最简单的几味草药都是行气、解表、破气、下气之药。

有些人生气以后胸肋部会痛，我们那天碰到一例。

龙尾那个阿叔，他说他上次气岔伤，胸闷，搞了半个月没搞好，来金昌叔这里拿药，吃第一剂就好了。

什么药呢？四逆散加香附、郁金。四逆散里有枳实，再加白芷、青皮，就是治疗岔气胸闷痛的奇方啊。

四逆散加青皮、白芷、香附、郁金四味药，可治一切胸肋岔气。

你只要跟别人拍桌子生气了，你身体就种下病根，而这个药一上去病根就拔掉。

你只要吃饭一着急，或者吃完饭就去开车或者坐车一颠簸，那气机被震伤了叫震荡伤。

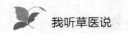

你们经常会觉得跌打伤很可怕，但是摔倒、摔瘀青的这些并不可怕，因为有伤你会去用药，问题是你有伤你还不知道用药。

比如开车去外面。那车一颠簸，人虚的时候一震脏腑就伤了，你体壮的时候无所谓。

我们当地有个风水先生，他80岁了还坐车跑到外面去，大家都让他别再跑了，别再坐车。

结果他觉得赚钱还很风光。结果那个汽车过那个减速带，开得很快整个车跳起来，他一跳上来骨头都跳断了，腰骨后来接不回去，老年人，最后几个月就走掉。

所以说连坐车方面都会有震荡伤。

这种震荡伤怎么办？我曾治疗一个司机，他就是胸肋都会胀满痛。问怎么办？

我让他服用四逆散加丹参、三七，每两三个月服用一次，一年服用三四次。

结果呢，很奇怪，胸肋胀痛，他就是只要一吃下去就管两个月不会痛。吃一两次就有这个效果。

他问为什么？我说他这个其实就是开车伤。他说他都没有撞过车，而且很安全。

我说他总有会碰到急刹车或者疲劳驾驶。

疲劳驾驶，那边车一过来，你虽然闪过去但是你的气机已经走岔了，你的车没撞到他但是你的气道走岔了。

不相信你可以看老人身体比较虚的，你带他去上车。然后你开车开那种急刹的或者猛转弯的，甩几下，他回来半个月都不舒服。

因为里面的气走岔了，你不要小看，古人讲造化一个词语叫"舟车劳顿"，因为你坐车一路颠簸就种下了因。

　　所以我为什么叫你们别到处乱跑，能用脚的就不用轮子。

　　因为本身人年老了骨头容易疏松，很多去飙车的年轻人都会埋下旧伤，旧伤就是要当跌打伤来治，你不当跌打伤来治，就治不了。

　　上沙村有一个年轻人很喜欢飙车，到40岁时浑身骨节痛，百药难消。

　　他通过朋友找到我，我还是给他用四逆散，还有跌打伤神药丹参、三七，以及气病总司的香附和血科圣药川穹。

　　这七八味药用上去他说喝了就舒服了，喝了那个浑身从头到脚莫名其妙肿痛的感觉就消掉了。

　　所以我说你这个是震荡伤，年轻喜欢飙车埋下的病根，所以说老来疾病都是壮时招的，摔后余孽都是盛时造的。

　　你那个运气不好过后，都是你运气太好的时候经常瞧不起人。

　　所以说我们做人呢就一句话，运气不好的时候要看到好的，美好的那个理想跟未来。

　　运气好的时候要拼命帮人，把你的运气也寄存到别人身上，所以你们都想到寄存钱但你们不知道寄存运气。

　　像我现在医运稍微好一点，有个同行还跟我讲，我开的方子，他同样开效果怎么就没那么好，谈我一定是走医运！

　　就说你走医运，你在田边拔一把草给病人吃下去都会好的，闭着眼睛开处方时他也会好，好奇怪！

　　我说可能是最近医运真的比较好了，就说运气好的时候多懂得去帮人，你就等于把运气寄在他身上。

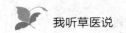

等你运气比较低落的时候，四面八方就有人来帮你，为什么有人三穷三富过一辈子，我觉得这是没有觉悟的。

人不可能一辈子倒霉，也不可能一辈子都好运。就是像股票和山脉一样起起伏伏。

但是怎样做到尽量是步步高升，就是说你富起来的时候赶紧帮人，等你跌下去就不会跌那么厉害，再富起来再帮人！

然后又跌下去又跌不厉害，最后再富起来就富一辈子。

震荡伤今天你们学到了，金昌叔的绝活。震荡伤，最严重的震荡伤要加一点麝香。

但是妊娠期间不可以用，一用就流产了，也就是说一用身体震荡的老伤没了，同时孩子也会掉，这个药实在是太厉害了。

我一到金昌叔那里这样，金昌叔就说这是小瓶的麝香，这是中瓶的，这是大瓶极品的。

一小盒就几十块，一次跌打伤就把它用完了。

如果是没什么钱的病人，就说各方面都普通的老百姓，就给他用小盒的。因为他们封红包就会封得比较少嘛。

有时候有的老人家一小盒麝香就封十块二十块的红包。

但是金昌叔从来不在别人面前说这些东西照样帮他治病。

小瓶的麝香能够消瘀血，瘀血一点一点消掉，那大瓶消瘀血效果就很快。

但是家里放有麝香的，妇人体虚的就不好怀孕，在家放麝香的时候，怀孕有可能流产。

有些人老找不出原因，把含有麝香的衣服挂在树上，那些树好奇怪，不断地掉叶子。

所以凡物不能两全，有一利必有一弊，就是一件物品它不可能两全其美，有好的就一定有不好的，所以我们要用其锋利的同时要避其锋芒割伤自己。

所以碰到严重岔气伤跌打伤的。我们就会用麝香，普通的就用香附、川芎、鹅不食草就可以。

如果再厉害一点就丹参、三七，这个基本上就拿下来了。

我一看金昌叔那个笔记本上面，都是长征的诗句，很有气魄的。

在这条方子的上面就写道：

> 大雾不止万重山，
> 红军队伍过雪山。
> 千辛万苦都能受，
> 为了穷人不怕难！

这个是多么地气势恢宏。

所以我们毛主席也是大医王，他要医治穷人，让穷人变得富康。让病人能够变得强壮，你看大雾不止万重山，很多人一看吓得腿就软了，还没上山腿都抖了。

红军队伍过雪山，那可不是普通的山，是雪山啊！雪山有什么特点？一冷，二滑，三呢？会雪崩，可怕！所以敌人后面都不敢追了。

都怕！为什么？怕也要往死坑里跳，置之死地而后生。

所以你们学医、做人，如果没有经历过置之死地而后生这种体验，告诉你们有好多境界都参不透。

为什么佛门里头讲打得念头死，许汝法身活？

就说你要成为厉害的人，你要先打消所有的杂念。

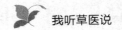

一个杂念都起不来了，这个时候你真是风里来，水里去，上刀山下油锅，在所不惜都无所谓。

这种人是抗痛能力最强，而且拼搏力量最旺的，千辛万苦都能受！

记住不是一辛一苦是千辛万苦，千是什么？三年才是一千，万是三十年啊。不要说两年长征，三十年都能受这个苦。

有一位老师父，他是佛门里很厉害的，在"文革"期间入狱了。

他在监狱里照样读经典，天天定课不断。

人最难的不是你生活好了，你在做定课不简单。而是你已经到了绝境还保持定课不断。

他做一首偈子，这首偈子太鼓舞人，谁能做到谁就是圣贤人物，这就是为什么他从监狱一出来，每个佛学院都请他做导师。

都希望他去讲课，他一去讲课，讲到美国去的话。那些人都欢喜。

这个老师父他做了一首偈子，经常会念诵。

> 假使热铁轮，
>
> 在颅顶上悬。
>
> 终不以此苦，
>
> 退失菩提心！

他说，假如那个火热的轮子在你的头顶上悬着，随时会掉下来砸死你。

但我最终都不会因为这种苦退失菩提心！

你们现在没有热铁炉也没有剑，还没有枪顶着你们，你们就那么容易退心，这是刨壳的那个刀子，瘪了的刀子不饱满的。

像这些圆满的人呢，风浪再大都能闲庭信步。

所以主席的气魄在哪里？就说风吹浪打，恰似闲庭信步。

有一次敌人空投炮弹，大家说主席快走吧，主席说急什么？

敌人如果丢几个炮弹下来，我们正好把它拿来做锄头。

所以你没有藐视敌人的这个胸怀，你会慌了手脚，但真正打仗的时候要重视。

21 ▶ 风湿痹症必用藤

我们绝对要把金昌叔的住处给它省掉，为什么呢？

因为最近听当地人说金昌叔怎么一下子老来行好运了。怎么这么多外地人过来找他？因为我们的栏目开展了。

其实老人家八九十岁了，现在是时候减少工作量了，骨科去找他无所谓，这是他的专科。其他的话，尽量少去劳烦老人家，什么病都找他老人家，他老人家就没时间去洗温泉、去锻炼了。

金昌叔有一个方子，是治疗风湿病、关节痛的。就是用一些藤类药，凡是风湿痹症必用藤，鸡血藤，还有我们当地的牛大力、巴戟天。还有枸杞、狗脊，狗脊不是真的狗的脊背，它是草药，金毛狗脊是壮腰肾很好的药。

风湿痹症必须壮腰肾补气血，风湿都是假象，腰肾亏虚、气血不足才是病因，所以就用这个思路。

拿来煮水或者煲汤。反正干活时或秋冬天关节很痛的，一个月吃上两三次，那关节就不僵硬不痛了。

记得这个思路，你们就可以很快开出煲汤的药。我们以后施医赠药，除了施泻火的药，还要施疏通经络和补气的药。

吃了这三种药会觉得能量满满的，感觉经络通畅，火气会下降。

中医说看病就是看左右。看左右就是看阴阳。开车就要开左右。要么左，要么右。然后分量就是踩油门，想快一点分量就重一点。

有人说冬季进补，来年打老虎，我们发现天气凉了，会觉得手脚比较有力，走路有劲儿。因为这就是降跟收藏。

夏天无病，常带三分虚！这句话你们听过吧？夏天人没有病，都会有三分虚。

所以为什么我们夏天用生脉饮和党参黄芪口服液用那么多，因为夏天身体都是耗散的，虚得很。

黄芪、五味子泡茶，这天气很热的时候，泡一壶茶，喝完就觉得很清凉，气就不会那么虚。

用这个调补方子，煲出来的汤可以让秋冬天关节痹痛减轻。

还有胃气痛。胃气痛就是胃里有股气走来走去的胃痛。

金昌叔说用下面这个方子，胃气痛病人十个有九个都迅速好，就是说那个药一过嘴巴就会好，第一味药就是山苍树的根，第二味药就是"鸡公寄络"，学名叫南五味子，酸甘辛咸苦五味子最补，如果只用一味胃药就是它。就是说单用鸡公寄络打成粉就可以治胃痛，因为它芳香行气，气行痛愈。

昨天有个病人刚来听课，为了赶这堂课拼命吃饭，吃得很快而且走路又走很快，一坐下胃就痛。

我说："你这个痛值啊！怎么值了？你已经领悟到养生的道理在于慢慢吃慢慢走，慢慢说。"

所以有时候生病也是好事，它告诉你怎么保养身体，换来的是长久的健康。有人车胎坏了就很愤怒抱怨！有人车胎坏了，他很高兴，下次就开慢点，下次注意点。

用山苍树的根配合南五味子的根，要写南五味子才能够抓得到，再配

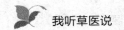

合乌药三味药打成粉就是胃药散。哈哈哈~

绝活啊，你们今天又学到了一味胃药散。就说那胃痛的病人一来，急性胃痛勾兑一点用水冲服，胃痛就好了。

如果是慢性胃痛你就包一包给他拿回去煲猪肚。

前三天有一个病人胃部胀痛难耐，我骑自行车经过他那里，他说听老人家讲用山苍树根、南五味子根加上乌药各 10 ～ 15 克，还放了一点点胡椒拿来煲猪肚。吃完过后下午就不痛了，那种老觉得胃胀吃什么东西都不香，干什么事情都没劲，这个吃了，下午就好。

本来晚上他从十点钟上床，一直翻来覆去到一点都睡不着。他说吃了这个药过后，一躺下床上九点多就睡着了，睡到第二天五点钟，身体状态好得很，他说又要去开荒了，哈哈。

古人讲胃不和，则卧不安，当你胃不好，一个觉都睡不好。胃一好，这个觉就睡得好。

所以学会这个药方，你们赚大了，因为这个基本上通杀一切胃气痛，只要是着急、生气、愤怒、吃饭快、走路快、吃了不干净的东西引起的胃气痛，勾兑一点药粉，一喝下去就好，没有粉你就直接把草药根拿来煮水喝下去也好。

行气止痛，芳香化湿。这个药煮出来你知道什么味道？香的不得了，那个味道很冲人。叫芳香病痛祛寒湿，特别老胃病大多是寒湿为患，它有芳香定痛之功。

如果不是寒湿还是有点胃炎呢，那么我们在这个方里加蒲公英进去，就好了。

再跟大家讲一个最安全的泡酒方。昨天有病人问我头发容易掉，到了四五十岁以后怎么办？我说有种药酒喝了发根变得牢固。哪个药酒？这就是乌须黑发药酒。

枸杞子30克，制首乌30克，两个药可以补肝肾，杜仲30克，为什么加入杜仲？你看杜仲一拗断拉着丝连在那里断不了，所以可以治疗脱发，这老掉头发的我们取其象就要用杜仲。

杜仲能壮腰肾，人体肾气足，头发就不掉了。树根深了，大风吹不倒。所以见其上面有病，要治其下面，叫"头痛医脚。"

还要再加一个南方的五加皮，我们的五加皮是出了名的。我告诉你，你懂一味五加皮泡酒，你就很厉害。喝了后浑身有劲，干活的时候，就干得特别好。

所以以前人带兵打仗必须要带酒而且最好是补酒，那冲锋陷阵，所向披靡，潜能爆发翻倍。就是说如果干活干到筋疲力尽的，就泡点这个酒，喝后充满干劲。

上车村有一个病人，每天很累很疲的时候回来就用这个药酒方，喝上一杯，一杯就够了，睡一晚上第二天起来又龙精虎猛，不喝的话，起床后肩关节有点痛。他已过60岁，60岁以后就可以喝药酒，没事。60岁前身体还要靠锻炼，多锻炼！

60岁以后可以适当借点外物，所以你们记得几味药？

枸杞子、制首乌、杜仲、五加皮。杜仲一般要炒过，炒香后泡酒比较好，需要喝药酒的肯定很多是中老年人或久病体衰。加盐都可以入肾。一般这个泡酒泡多久？就是十天左右，每天晚上就那个蛋壳杯，记住蛋壳杯要放在碗里，用热水把它温热。

温酒啊，温酒才是通血脉，凉酒它是照寒潭。

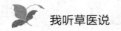

红楼梦里有一个场景，有一个人要喝酒，然后旁边的人说："凉酒你也敢喝，不怕到时候老了得痰喘、哮喘。"他一听赶紧换回热酒、温酒。曹雪芹他很懂中医啊。

老喝凉酒容易得气管炎。

学生问夏天也喝温酒吗？

夏天越热肚子越凉。夏天为什么拉肚子很多，大多是寒湿型的。就是因为热是热在皮肤，凉就凉在肚子，像夏天你打的井水是冷的，里面凉。

而冬天呢？冬天还真得吃点凉的。夏天要吃热的，冬天吃凉的，这才是真正的养生，不然《黄帝内经》为什么讲"春夏养阳，秋冬养阴"？所以冬吃是什么？萝卜。夏吃什么？姜。

上车村的一个阿婆她经常看我路过，她说她的腿脚酸沉没力而且烦躁脾气大。我说她是假烦，年纪都已经这么大了，还有什么气？已经没气了，气不够了。

就用生姜泡醋，早上吃两块。吃了一周以后她说衰老的感觉完全没有了。她说以前看到楼梯不敢想，现在蹬蹬就上去。

夏吃姜不劳医生开处方。夏吃姜那个胜参汤。

在夏天人参都没法跟姜比，因为它就是这个时令最好的选择。

冬天里人参没法跟萝卜比，因为冬天一收肠胃就板结，它就需要通。

六腑以通为补，萝卜通六腑，我们今天开荒就要开始种大萝卜了。

这个药酒方，我为什么要大胆介绍，因为太好喝了，但是一般你看我，其实我是不会一上来就叫病人泡酒，我们有很多撒手锏，可以让病人很快好起来。我想用普通的药草，端正病人的观点让他如何往养生这条路上走，才是胜到最后。

有些人说我的药很猛，一下子就好了，我告诉你王道无近功。

就是说要想取得成功做出成绩必须有毅力，长久坚持，不能急功近利，急功近利不可能成功。

像种树一样，三年就要收成。那你种那个污染树，经济林不可能持久，几年你那田地就破掉了，水都不能喝，要种松树需要坚持二三十年，它耗时虽长，但最后它那田地保持了水土，保证山泉水是干净好喝的。

五加皮也是 30～50 克，泡两三斤酒就可以，三四斤也行。

金昌叔说还有一个糖尿病方子。用什么？常规的糖尿病用冰糖草。他还用这个甜的，其实昨天我不知道听谁讲，他去尝冰糖草，他说煮水以后，它是先甜后苦。所以那个茶是先苦而后甜，是骗你的糖衣片。吃到里面去是苦降的，所以这个配合虎杖，煮水，单这两味药它就能够降血糖。

昨天那个何老师也问了，现在那么多高血糖高血压怎么办？这个小方子，冰糖草 10 克、虎杖 15 克煮水，就是降糖降脂跟降降压的。

但是这只是治标，必须配合什么？配合管住嘴迈开腿，你如果管不住嘴迈不开腿，仙药都没办法。

你们知道吗？现在城市里头做什么医生很厉害，以前是牙医。在香港那边牙医师实在是太热门了。

但是现在发现眼医也很厉害。为什么呢？

因为太多孩子的眼睛坏掉了，近视，眼睛过用电子产品。有一个孩子的眼睛老是跳，他妈妈问我怎么办？

这个叫眼皮多跳综合征，我说让他眼皮跳得没那么频繁，好简单，就用什么？

三味药：夏枯草 5 克，决明子 5 克，车前草 10 克。车前子止泻利小便

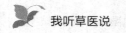

又能明目，它也治眼睛。

眼皮一直跳，它就是热，车前子清热利尿。尿排得快的时候他那眼睛会凉凉的，就不会那么燥热！

决明子跟夏枯草又是降血压通肠道、明目的。泡了两天眼睛就没跳得那么厉害，第三天再吃下去就好了。

我说如果不看电子产品，他那眼睛的毛病将来就不会发作。看那手机屏幕还有电视屏幕一直闪，老看这些闪闪闪的东西眼睛也会闪闪闪。

所以一旦工作完过后，我们下午立马到田园里头刷新身体，为的就是晚上睡个好觉。

有人问失眠怎么办？我说等到晚上睡觉已经晚了，我睡觉是下午就开始睡了而且四点就睡了。

所以有人说十点开始睡到一点还没睡着。

我说你十点才睡啊？我下午 4 点就开始睡了。

我为什么九点十点只要头碰到床就睡得着？我下午 4 点就要去干活。因为《清净经》上讲："清者浊之源，动者静之基。"

动者静之基，静者也是动之基，什么意思？就是说你能够安静下来，是因为你前面动的很彻底。

有一个小儿多动症病人，他找到老师问怎么办？老师让他不要着急，可以治好。

他说他已经听了各种安神的音乐，连佛乐都"请"出来了还那么躁动。

那就在墙上挂一个球，挂在他跳着能拍到球的高度。

就让孩子拍，拍一百下，想要什么都买给他。

哇！听了很高兴，一跳一拍，一跳一拍，就在他刚好够得着不努力又够不着的高度，刚开始时十几下跳得很厉害。跳到 30 下时有点气喘吁吁。50 下时有点不行了，60 下时已经脚软。最后他自己就静下来了。

很多孩子好动是因为它吃了鸡蛋、牛奶等营养品，他不动不行，你还真得让他挥洒自如，就是说让他汗出淋漓，必须跳到极致，如去练武去跑步，等他回来就瘫在那里连话都不想跟你讲，就想睡觉。

所以静止也是动之基。就是说晚上你能够静若处子，白天才能动如脱兔，你白天能动如脱兔，你晚上才静若处子。

所以他们进山里来问我，孩子如果不多动不好动怎么办？这个能量还不够！就说要教起来啊，那个还得费一番功夫，若他真的很好动，像李瑞栋一样，他最后成为干最多的活的人。

真的很好动的时候，你一引导，他反而却成为良将。

所以为什么有人说，为什么我这里良将如潮？因为要善于引导，善于领导，就像千里马其实也是很烈的马变来的，是很难驯服、很暴躁的，经过训练一下子会变良马。

因为驯马有术，训练这些马，我们的术是什么？就是阴阳动静四个字，我们下午因为有了淋漓尽致的运动锻炼，所以晚上才有安稳觉。这是非常重要的！

所以人白天吃多少苦，晚上想多少乐是平衡的，你白天又不想吃苦干活，晚上就不会有安乐觉睡！

所以这个是治疗眼皮跳、眼动症、眼燥火的好药，车前子、决明子跟夏枯草三味药。

乳腺炎怎么办？我们的百草园里已经种有金针菜了，金针菜拿来煲汤就专治疗乳腺炎、乳腺结节。

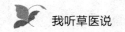

金针菜叫做解郁菜，也叫忘忧菜，是开黄花的黄花菜。

煮出来像那稻杆子一样。小时候家里煮这个菜，我说这个稻禾杆这么好吃，以后要多搞点来吃啊。

到时候我们把荷塘一建起来周围塘边全部种这个金针菜，它一开你吃都吃不完，但是金针菜得晒干后再吃更好，好多菜都是新鲜吃，这种菜偏偏要晒干了，然后再拿来煲汤。

一般我们冬天会种很多菜，你要晒菜干需要烫过后再晒，因为不烫的话晒不彻底，像那龙眼一样你如果不烫的话，晒十天它还纹丝不动，你一烫过晒三天就干了。

因为它自身有保水的功能。你一烫过后这个功能没有了，一晒就干爽。

所以这个金针菜拿来煲汤，有人吃肉的就煲一些瘦肉汤，一般吃 3 ～ 7 天，乳腺炎肿痛就会好。

还有小孩子尿床。小孩子尿床是因为膀胱那个肌肉固摄不了，所以要吃一些甘甜益力生肌肉的。

五指毛桃、牛大力。五经富人基本都知道，五指毛桃、牛大力，加点芡实、金樱子。四味药各 10 ～ 20 克。

我们在那个坡头村义诊的时候，有个孩子的妈妈说，她孩子老尿床，但是人没有回来怎么办？

我说这个方可以不看人给他，有很多方必须是要看病人的，但是这个方可以不看人下药。

因为黄芪、牛大力都是增强抵抗力的。而这个金樱子是果，味道甜甜的，芡实是粮食，它们都可以拿来吃。

止夜尿的良药，就这几味药煲汤，老人夜尿也可以止，量放大一点。

我告诉她的时候，她在那边砍竹子，她说太感谢我了。

我说怎么感谢。

她说她那里这些竹子通通让我拉走。

我说我就自行车怎么拉得走？

你以后自己来我这里砍。

所以有的时候，顺手介绍给人一方半方，功德无量！

22 ▶ 无财五施

今天讲完了就基本结束了，这本小册子是金昌叔给我的。

刚才跟金昌叔叔过来，我们看老人家 80 多岁，看起来像 60 多岁。蹲下去没问题，走路腿脚也很轻健。

金昌叔为什么每天要坚持去行走？他说人不走啊，就走不下去了。

治疗神经性头痛。痛起来要用手去抓，都松不了的。

金昌叔说把鸡蛋壳打开，把那个胡椒磨的粉塞进去。即倒出一点点蛋清，然后把胡椒粉塞进去，大概十粒左右的量，然后煮着吃。

在以前我们那个年代，上一辈人好多头痛是因为吹了冷风，包括我们现在人从空调房出来头痛加重，坐火车后头痛得很厉害，就是要用这个温热的方子。

所以别人看是头痛，我看是寒冷病。寒则温之，寒者温之，所以这个胡椒鸡蛋法，可以温暖头部。

一个最普通的方子治疗高血压，用黑豆或者花生米拿来泡醋，泡 7～10 天，每天吃 7～15 粒。

它可以把血压降下 10～20mmHg，这是食疗法，不用吃药。

金昌叔说只要是低中度高血压，收缩压 150～160mmHg 的，基本上吃一个月血压就降下来了。血压高到 170～180mmHg 的，它也可以降但降得没那么明显。

大江村有一个老农平时很少检查身体，一查血压怎么170mmHg了。

一听到这个病要长期吃药他吓坏了。好不容易干活才赚那么一点钱，还要每天吃药，而且每天吃药在我们当地老一辈看来是非常不吉祥的事。吃药都不让人家知道，认为吃药是一种耻辱！哪像现在的人讨论今天又吃了什么药，好像还很骄傲，病夫啊，病夫难道有什么骄傲的吗？没有什么可以骄傲的。所以以前把病是看作一种耻辱，所以有动力去改变它，现在你把它当成平常了，你改变的动力没有了，所以病反而难好！

所以他用这个醋泡花生。一斤吃完以后再一量血压医生问他吃了什么降压药？怎么维持得这么平稳，他说就是醋泡花生。黑豆泡醋也管用。

我们前面讲过一个治疗便秘最快的办法，就一杯水加上背后七颠百病消。一杯什么水？这个蜂蜜调一点点盐。

金昌叔说为什么要调盐呢？调一点点盐，它就不会腻。所以有些人吃饭觉得有点腻腻的，加几根萝卜干或者豆腐乳，咸的它就不会腻了，就会往下走。咸能润下、能软坚、能散结。

如果病人脖子有结节，搞点凉拌海带来吃，那些结节就会散掉。

胸肋有点结节，好，搞点螺旋藻之类。萝卜干煮粥或者这个酸菜，酸入肝，所以胸肋的结节就可以化掉。

有个病人七天未解大便，口臭饭都吃不下，找到金昌叔。

金昌叔让他用蜂蜜加盐。

他说吃过好几次都没有效。

金昌叔问他怎么吃的？

他说他就搞一条羹蜂蜜然后水倒下去把它溶化了调点盐。

金昌叔说才一条羹啊，应该用五条羹。然后搞成一大口盅就慢慢喝，

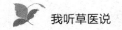

喝到那个胃真的喝胀了。喝胀过后呢，就要去走走颠颠，这样便秘就冲开了。

所以有的时候脏东西小水冲不开，还得用大水，体质不好了就可以这样干。

所以长期便秘，一定程度上跟体内缺水有关系。这些水消化运化不了，"干"在哪里。

所以一次性就把它冲开了。这个就是重剂起顽疾。

金昌叔打了个比喻说，一百斤的大米让孩子去挑怎么行？得大人挑。就是说一勺蜂蜜是小孩子，五勺才是大人。

只要治病要用治病的量，平时保健养生，一勺半勺没问题，所以为什么有些人说，这治我火气还没降，那因为你用量太小了，用大量，它就速降。

凡是药它有一个特点，比如说那个药你用重剂的它容易往下沉，沉得比较快！用轻剂的它就往上浮，沉得没那么快。

小孩子发烧确实很难缠，有没有一味药既可以解表退热又可以消食积的。

为什么古人讲萝卜上市药铺关门，萝卜当街卖，草药没人要。

村里一个小孩子发烧，烧到39.5℃，当时正好他们家收了很多萝卜。

我觉得善于用医药的人他会去观察，就到那周围看到有什么就给他用什么。这就是凤阳草医的风格，他们出门在外除了急救的麝香之类的药，普通的药都不带。

当地看到什么用什么。萝卜加上竹叶卷心七根，萝卜汁加七根竹叶卷心，近40℃的高烧，一喝下去就退下来。

萝卜汁通六腑，竹叶心能清五脏。这个孩子吃一次烧就退了。你们以为是神方，金昌叔说这个太普通，又救了一个孩子。

所以说真富有些什么？里面你有智慧，那是真富有。有才华叫学富五车。有些人说要去帮人好困难啊！其实一个人他没钱照样可以帮到很多人。

无财五施，没有钱财可以有五种布施给人家。哪五种？

眼施，给别人鼓励的眼神可以帮到人，而不是严厉生硬的眼神，那是伤人。

颜施，就是说你的那个颜面保持微笑，给予别人和颜悦色的态度。

第三言施，言论的言。

有一次有个主持人问马云，刚开始去见这些大佬级的人物，是因为他的颜值才对他印象深刻吗？

马云说不是，那是因为他的言论。

所以言施就是对别人多说鼓励、安慰、称赞、温柔的话语。

第四个力施就是身体力行地去帮助别人，如填坑修路啊，这些随手能做到。上坡了帮推一下去，随手之劳。

第五个最厉害的心施，心施是什么意思？

用心去学好有用的知识，顺手就给别人。

像我知道萝卜跟竹叶心，它就退小孩高烧。小孩子一高烧，用这个再加推拿基本十拿九稳。

萝卜汁通六腑，肠道里的积滞它能融化掉，直捣高烧的"老宅"。

竹叶心清五脏，竹叶心你只要一用上去五脏就不会"焚烧"。

所以烧得再厉害只要将竹叶心吃下去，就不会高烧抽搐，竹叶心用七根、十四根都行。

所以沿着水边的都是宝啊，就有最好的退烧药竹叶心，这个方法金昌

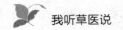

叔说在当地的那个"广生堂"里也留传，他们也知道。

有一个孩子，高烧不退，以前金昌叔医技还没那么好，就没有找他直接找到广生堂。

那个堂主说简单嘛，就说给他煲点药，让他一定要到西边采那个靠水的竹子叶。

西边太阳西下就是代表要下烧。

如果你要升就要找东边的。像桂枝啊，你要升阳补心脏，朝东边采的热力特别足！西边的它就降，而且西边的入肺。

而且竹叶心入心。高烧很厉害，它就可以把它降下来，而且它是凉的，尝到嘴里清清凉凉的。

他说用七根竹叶心加点冰糖。再来送服他的药。他说普通的只吃他的药而不用这个水送服，就要三天能好。吃他的药再用水送服只需一天。

他说有钱人来找到他，一般上来就不跟他讲竹叶心。叫他吃三天药，有钱人好多嫌麻烦不去采，而穷人来的话就一次帮他搞定。

为什么呢？穷人他觉得麻烦一点也无所谓，只要快点好而且不用花太多钱，所以这个也是考虑得很周到。

金昌叔说他虽然不知道那个发烧药是什么，但是我知道他用竹叶心跟这个冰糖，40度高烧，吃一次降下来。

后来把这个经验加萝卜汁，再加点那个白糖好喝一点。

一吃下去烧就退下来了。这是入口见效。

可是如果有些孩子，他还鼻塞，鼻子塞就是风寒感冒。汗孔闭塞也会烧起来，我们就寒温并用。

兑一点姜汁、萝卜汁再加竹叶心，寒温并用。这些灵活变化应用。

　　我告诉你们，一个人没有物质不可怕，没有一个爱心温暖的心，就很可怕。

　　也许金子可能帮不到人，但是见人危难处，出一言以解救之，见人痴迷处，讲义一点化之，见人病痛处，传一个药方以帮助之！

　　这都是无量功德！这是《菜根谭》讲的，我把它稍作修改！

23 ▶ 书中自有黄金屋

　　我昨天讲到没货了，又到金昌叔那里看了一下午的货。这次看的货有点厉害，厉害什么程度呢？都是压箱底的货，而且是毒药！

　　这些毒药我们当地有野诞断肠草之称，但是毒药用得好它会是猛药。

　　好像什么？好像那个贼寇用得好，它就会成为猛将！历史上有很多猛将其实刚开始就是山贼。

　　所以不要去害怕这些猛药，要看怎么用，这个猛药叫大茶药，我刚才忘了摘一根给你们看了，明天我会给你们带一根过来。

　　它学名叫大茶药，我们土客家当地叫照药，什么叫做照药？就是贴上去皮肤就烂，如果撕下来太慢，它就会不断烂肉，烂到骨头。

　　它因为有这个效果，往往被看作是治疗恶疾的开路先锋。所以接骨要用它，治疗疮痈肿毒要用它，治疗虫蛇咬伤也要用它。

　　金昌叔说有一个病人那个脓头爆起来像鸡蛋黄那么大的。就说你要把那个脓头弄破用什么？用这个大茶药。就用一点点和马齿苋调在一起。

　　那个马齿苋呢？它就能消痈肿毒，但是肿毒外面那层壁它不容易破开来，这个大茶药，一下去那壁就被它破开来，所以一贴上去，你还不能贴太久，贴太久皮肤会烂得很厉害！

　　然后马齿苋就把毒给拔出来了，大茶药也可以配刺蒺心，捣烂过后，可以治烂疮的。

金昌叔就用赤蕨心加一点点这个照药。金昌叔说他是一步步试过来的。加一点点进去，然后捣烂了一敷上去连脓带头都被拔出来，然后局部的肉就长得很好，所以这个药太厉害了！

有些体质比较差的病人，疮口局部虽然烂开来，但是疮口长得不太好，不容易收口怎么办？

你们知道鸭脚树吗？可以上网查鸭脚树，用鸭脚树的叶子，捣红糖贴到疮口上去，疮口就会长得很好。

所以疮痈没办法烂开来，我们有办法让它烂，它已经烂开了，毒排不出来，我们有办法让它排出来。那毒排出来的伤口长不回去？我们有办法让它长回去，所以这服务啊很周到，哈哈，都考虑到了。

以前金昌叔说，他没有用这味药的时候，接骨病人痛得不得了，用这味药麻醉止痛，镇痛后，那接骨痛感会减少一大半。所以接骨药里他就配一点点进去。

有一个病人腰部扭伤了，痛的不得了。金昌叔说就用这个照药。然后再配一点点苦刺心，腰部的那些岔气一下去就被拔出来，穿透力很强。

以前金昌叔说他接骨时还要用一些热饭，敷在患处加强药力，到现在连热饭都省了，因为有这味药，连热饭都省了。

你要借那股热气把药力穿透进去。如果加了大茶药就不需要用热饭了。现在的话骨伤局部肿痛，加进这味药，它能接骨止痛、化瘀行血、消炎杀毒。

高屋村有一个人骑摩托车一转弯，整个人摔倒了。那个膝盖骨走位，疼痛一个月没搞好，活络油怎么擦都没搞好。

金昌叔说他这个骨头都没有把它按回去，然后他把他的脚放在桌子上，一锤就缩回去了。

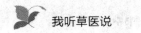

他说没看过这样接骨的，他一走，哎，不痛了，然后再用这个大茶药，配合苦刺心，敷在那个患处。第二天，持续一个多月的那个痛感不舒服感没了。

久病找不到良医，这个病还会持续很久，找到良医三下两下就好了。

如果你们不小心吃到这些药中毒了，一般常用金银花熬浓汁，可以解。

所以金银花可以解很多种毒药、霸道药、跌打药中毒的。

如果以后你们要学接骨，这味药是不可不学，你看它有什么作用？外用可以散瘀拔毒，对于疗疮肿毒、疥疮、癣毒、跌打瘀痛排第一，而且它还杀虫除四害，也就说它可以著称农药。

以前我在山里的时候也种过这种药，但是我不知道它这么"霸道"！山里人只跟我讲这个药种下去，周围的毒蛇会跑掉。

所以村民种了他说这个就是防毒蛇的，我也问了好几个人，都说是防毒蛇的，不知道原来它是接骨，还是拔毒治疮痈疥癣的良药。

当时我也见过它，但是我对它了解很少，所以我不会用。我只知道种了它家里少些蛇，不知道它还能治疗疮痈疥癣、虫蛇咬伤，还可以接骨。

虽然跟它在一起三年，但是都不了解它。

所以有的时候你学了四百味药，可能你对它们都不了解。你觉得你学了十年，你可能就了解它们一点点皮毛，你对它们了解得太少。所以有人说这个照药一敷下去皮肤烂了，这个是毒药、坏药，不要了。

但是你没有想到就用一点点，它就可以破开那个脓头。有一个人他脚趾头长了一个脓头，半个月那脓头都爆不开来，金昌叔就用两三片照药再加点半夏捣烂了，一敷下去下午就烂开来，一烂开来那脓水一流出来皮肤就长回去了。

所以你碰到一些痈疽、疮肿病人那疮口不肯烂出来，用它来咬口很好。它就像先锋部队，我这样一形容，金昌叔说对了，就是先锋部队，打仗派它做先锋。所以你们要学外科，必须懂得这味药。

所以你看那些外科医生，他给你用这药一敷上去局部会爆一些水，它会烂皮肤的，肯定有这个照药，或者还有其他有穿透力的跟这味药功效类似的。因为没有这个药，它穿透力就不够。

但是我们南方就用这味药，今天这一个经验就已经很充实了。

还要跟大家讲第二个经验。刚才讲了金银花解百毒，它解药毒也可以解肝毒，肝炎的病毒。

你们学到这个是金昌叔的压箱底宝贝，他怎么压箱底呢？

有个乙肝大三阳的病人，他去医院里一下子就拿两三千块、三四千块的药，装几蛇皮袋的药。

然后熬一大锅药。吃到后面手指甲都黑了，嘴唇也乌了。

手指甲变黑，嘴唇变乌了。那药丢掉不敢吃了，然后找到金昌叔，金昌叔看他嘴唇乌暗，体内肯定有脏毒，脏毒要腑出。五脏里的毒一定要靠六腑来排，所以要用一味清心肝利小便的药，而且要带补的，不能太泻，泻得猛的通利二便的药有很多。但是带补的很少，而金银花算是一样。

它能够败毒之余，还带点补。

用金银花半斤或一斤熬水来喝。单一味金银花就是治疗各种疮痈的内服药，前面讲的那些疮痈拔毒的是外敷药，外洗为主。

内服的就是一味金银花，干金银花 100～150 克，只要疮痈肿毒够大，有病则病收，不用怕。

棉湖有一个人背部长了一个疮像碗那么大。用金银花 200 克煮水喝下去，

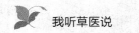

那些药渣还可以兑些酒，把它炖热敷在那个背上。

那些水一喝下去，第一天就感觉不到热了，第二天疮肿就退下去，第三天就全掉了，所以金银花要重用。有些人说金银花10～20克来治疮。

我告诉你如果敌军是一个团，你就派一个班过去，你就是再厉害的飞虎队也会被打得鼻青脸肿。

如果体质强的话，就无所谓。体质弱它就会烂到骨里头去，如果体质弱，就黄芪配金银花，体质强就直接金银花，所以这个是配药的智慧！

金昌叔碰到这例嘴唇乌暗、手指甲也变乌了的病人，是因为肝毒、药毒通通积在那里。

金昌叔抱着试一试的态度，先给他一瓶药粉，这瓶药粉不得了。

拿这瓶药粉，然后再去买金银花，来煮水，勾兑一点那个药粉进去，然后再喝。吃了一天，第二天就有胃口了。本来吃那么多药都没胃口。

金昌叔只给他两味药，金昌叔他看到凡是久病、慢病、疑难病要照顾病人的胃气。胃不好，病不好，所以绝不伤他的胃。

用金银花30～50克煮水以后就兑这个药粉。第二天睡得也很好。以前都是两三点才睡觉，一般肝炎肝病的人，半夜两三点的时候很难熬，失眠就是两三点他会醒过来，而他现在两三点就睡过去了，肝脏那些毒素通开来过后，他就能睡得着。

所以有些人老问我，半夜老容易醒来，一天晚上醒两三次怎么办？

我说估计是肝胆经没通，你有一搞通后一觉睡到天亮。不搞通到那里就卡轮子，所以失眠的人就是要疏通经络。

当时我就想，为什么要用合欢花配夜交藤？合欢花可以少，但夜交藤少不了。夜交藤除了晚上它的藤可以相互交在一起阴阳交合助眠外，它本身还可以通经络。

所以金昌叔说就用这个煮水，吃了后又能吃又会睡了，很开心了。然后再吃，吃到第七天以后，指甲乌暗居然退下去，有点色泽了，嘴唇也变红了。

奇怪？他把所有药粉吃完，再去检查大三阳转小三阳。

转氨酶统统降到正常，这味药粉子究竟是什么？

前面跟你们讲过了金银花配什么？专降血里一切毒的，而且是凤阳草医传的虎舌红。

虎舌红像老虎舌头一样鲜红。他像老虎舌一样，舌头伸出来，带有钩刺，虎舌红有毛刺，有毛它能祛风、退黄，毛刺带红的入血分。而且还能够祛除血里的毒。

所以药店里的虎舌红被金昌叔买光了，打成粉放在家里，肝炎、肝热的就用这个。金昌叔说只要以后别熬夜，别过度喝酒，这个乙肝就不会再发作。

所以今天一个跌打伤药，疮痈肿毒的霸道药，要加上一个，你们已经学到手了。解一切肝毒、肺毒、脏毒。

这样一想如果癌症呢，那就把穿破石跟蚤休加进去，那就很厉害了。所以这里面啊，它就可以作为攻癌的一张王牌。

好！今天分享到这里，我觉得有很多人因为这样又要赚大钱，发大财了，为什么？

因为这几天有那个药商来找我，说要找我一起开发新药，看了《我听草医说》栏目过后。他说到时候我只需要出方子，然后钱我们平分。只要把剂量研究搞出来，我说赚钱的事情你们干吧，开发的事情我来。

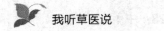

所以说有的时候，你躲在书本里头，叫故书不厌百回读，为什么呢？

淘金矿不一定要到金山银山去，书本里头就有，所以叫做书中自有黄金屋。

24 ▶ 先练不着急，再练大脸皮

好！我们《我听草医说》开始了，我们要忙到什么程度？忙到连旅游景点都没办法去。这个就是真修行，忙到呢闲谈不过三分钟。忙到针扎不进，水泼不入，忙到连逛街呀，买东西都是顺带的，绝不专门去的。

为什么要忙起来呢？因为人一旦闲下来了懒根它就起来了，人一旦忙起来，记住哦~是你身体手脚忙，但是心不忙，心忙那就麻烦了！

心里认准目标很清晰，但是手脚呢？手脚很麻利。现在好多人心急呀，那手脚又很慢，所以我们练功练什么？先练不着急再练大脸皮。

不着急是什么？是做什么事情，有板有眼。

大脸皮呢？大脸皮就是什么都不怕。不会说这个又怕那个又怕，这个怕被草割伤，那个怕累着身体。

其实因为你怕这怕那，恐伤肾身体才那么差。

相反，那些强壮的牛人是怎么练出来？就一个"勇"字，你看古代练兵，天天第一堂课就要讲勇，讲到最后面贯穿始终的都是勇。"勇"了你那个病就会退，你怯了那个病就会起。所以"勇"就是我们的抵抗力。

金昌叔说有很多癌症病人，那些能够带病延年的并不是因为他幸运，也不是因为他找到名医，而是因为他内心的勇敢。

所以一碰到一个小症就唉声叹气的那个难治，碰到一些问题能够咬牙切齿，跟它干的这个好医。

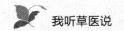

给大家讲一个小方子，你们知道不知道那个嘴巴里长血泡，就有人吃饭太着急了，就爆一个血泡出来。这个有专方，吃了以后那个爆出的血泡就会减少。

营盘村有一个人。三分钟就吃完饭，基本上两三天就会爆血泡，很频繁。他碰到金昌叔说这个该怎么办？这个没药医吧。

金昌叔说不！这个有药医。凡病就有药医！用什么药呢？用那个小号虱母头，梅肉草——梅肉草能补肾，加点盐能够入肾，煮水内服加点盐。

他吃了两天以后发现怎么吃东西，咬到的那个现象很少了。连续一个月下来很少咬到，他说吃了这个的话人都没那么急。

原来盐带那个梅肉草能引火入肾。心一不着急，你舌头跟嘴巴就没事了。心一躁急，讲话都会咬到舌头。

有句话叫心急吃不了热豆腐。所以心急急火伤，你看到的是嘴里长血泡，我看到的就是怎么医心急口角咬伤，或者做事容易出乱子。这是用梅肉草加盐来煮水服。

还有一例，有个老阿婆肚子痛，一问她怎么肚子痛？

她说那天因为要去外面办事，吃完饭就要去，就急着吃饭，吃得太快了，脚步又走得太急，事情还没办，肚子痛了捂在那里难受。

金昌叔看到说，赶快回去用那个梅肉草煮水，加点盐吃下去，过喉咙下到肚子不通了。

所以金昌叔说这是食伤方！就是说吃得太快导致肝胃气相冲引起的肚子痛。就是一味梅肉草煮水加盐。这个方子非常管用。

如果你一下子找不到梅肉草，在我们五经富，找黄荆子的树叶更容易。

昨天有一个阿叔采了一大堆黄荆子树叶，我问他采这些干什么？

他说看我的微信上说，黄荆子一叶一黄金。采了一大袋拿回去准备炒了然后做茶。

他说他以前有用过，但是没想到讲得这么好！

我问他以前用来干什么？他说以前就是吃饭吃伤了，就是忧劳伤或者吃饭吃伤，就用黄荆子叶炒干了，然后拿来泡茶，一壶下去那些食伤感、肚胀感就消失了。

这又是一个方子，可以跟金昌叔这个方子相媲美。

老师不是容易咽喉痛吗？咽喉痛的话你可以搞一个含剂，含在咽喉，就会把那个咽喉痛给止住。

就用那个灯笼草煮水加点冰片，一含下去那个喉咙周围的肿毒就会消。

你吐掉过后咽喉还剩下一些，你可以吞下去。让它留在咽喉，那咽喉会觉得凉凉的。

有一个从外面回来的小伙子咽喉痛得要去打吊瓶了。

金昌叔让他多拔点灯笼草，水煮浓一点，加一点点冰片，含在咽喉，减轻了吐掉，剩下一点再吞咽喉，一次就好，冰片不用煮，水煮好，再下冰片。

其实咽喉痛有很多方法，有一种咽喉痛它伴随发烧，伴发烧的这种咽喉痛，金昌叔说一定要用蛤壳草。我们当地叫雷公根，又叫崩大碗。榨汁以后它既可以去咽喉痛还可以退烧。所以小孩高烧，不要焦急，找这个蚶壳草捣烂了加蜜调，吃下去烧就会退。因为喝完后，你发现这个蚶壳草喝下去，出汗了，它有这个奇效。

如果严重的咽喉痛，咽喉局部肿得发黄发红的。

这个要用栀子的根煮水，加蜂蜜，栀子能降心肾，退三焦火。煮水加蜂蜜，

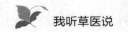

它就可以消咽喉部的疼痛。

很多人采药只采栀子的果实没有采它的根，其实根才是真正的治疗咽炎、咽痛的凉药。

它的果实可以治疗崴伤，治疗失眠。它的根能够治疗咽喉痛，是咽喉肿痛的奇效药。

惠州有一个病人，我那次去爬虎山，下山时看到他在挖栀子根，我问他这个栀子根挖来干什么？不是用它的果实吗？

他说要寄出去，因为上次有一例发烧到40℃咽喉肿痛的病人，水谷都吃不下，打了一个星期的针还没搞好。

他就寄出这个栀子根跟岗梅根，说是吃了两次就好了。

这次他另一个朋友也是同样的症状，然后打电话来让他寄药。

哇！我一听又收获到一个好方子，用栀子根配合岗梅根治疗高烧喉炎。

他说这个方子很奇怪，那个火越大效果越好。普通的小火还用不了它，因为它太霸道了，很猛！

当然普通小火我们用小剂量，可以灵活变通。

而金昌叔说虽然这么多好的方法，但是不管什么样的杂症，他独好苦刺心这味药。

为什么家家要种一棵两棵，咽喉肿痛时早上趁着清晨雾露还有的时候，就摘四五棵苦刺心嚼了吞下去，它就可以保护你的咽喉。

因为它有刺能消肿，它味苦能降火，所以一切肿毒火热，包括跌打伤、崴伤还有那个局部长疮生疮的它可以消。

前提就是，老觉得吃饭啊味道不是很好，感觉口苦。口苦就用苦刺心。

所以这种口苦咽喉痛，早上起来搞四五根苦刺心，嚼了吞下去。今天好一半，明天就全好了。

体寒的人，对着朝阳先嚼一根，再嚼两根觉得没事，继续嚼三根，这就是循序渐进之法，用药有点像小马过河，试一试。别听老鼠的，也别听大象的，要听自己的。

再讲一个治肚子痛的良方，治胃炎有一味药，我们当地号称为胃炎神药。

不是黄荆子，是黄金斗，它的名字就叫"一斗金"，这个在药店里可以抓得到。

珠三角有一个胃炎的病人治了七年没治好，回到家里，有位老爷子给他采了一蛇皮袋一斗金，让他拿回去每天煮一点吃。然后吃了大概一个月左右，胃炎好了，而且这个药还不怎么伤胃。

传说以前这味药治好了皇帝的胃病，皇帝就封这味药为一斗金，赏了一斗的黄金给那个治病的郎中。所以这味药是被皇帝封赏过来的。

还有治疗十年胃痛，就是一斗金，你们知道了一斗金你们就是胃病专家。

我告诉你们，用一斗金打成粉装成胶囊，治疗胃病啊，那是一个绝活！

在五经富不知道治了多少人。水煮开以后用送服一斗金粉或者一起煮。

胃痛、胃反酸、胃胀的，由小剂量开始先半调羹吃了觉得舒服了，然后再慢慢地长期吃，一般吃半个月到一个月，胃会修复得很好，炎症就会退掉。

即使找不到一斗金，金昌叔说那太简单了，这些胃痛胀，自从有了这个豹皮樟，其他方式他都不感兴趣，大部分时间就是豹皮樟的根泡酒。

能喝酒的可以喝点药酒，不能喝酒的，直接拿一根根来煲水加一点点盐下去。这个就是治疗胃痛、肚胀良方，这是单方斧头方凤阳方。

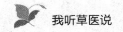

还碰到一些心头痛的病人。有些人害怕这个会不会是心脏病啊？心闷塞肿痛，天气一变化心痛得更厉害。甚至有心肌炎、心慌胸闷的症状。心头有一团气下不去。

金昌叔说他碰到一例感觉心头堵住的病人，在床上呼天叫地的。

金昌叔说用那个消山虎的叶子，捣烂以后，混在鸡蛋里把它炒干，连蛋带药渣一起吃下去，吃一次就好了。

站起来没事了，问这是什么药？这么好，金昌叔说这是秘密。

他这个心头痛，心头好像有一团火在那里烧，消山虎我们讲了，它消炎下火像老虎一样，消从头到脚的炎症。

它为什么要混鸡蛋？鸡蛋能够甘缓。使消山虎的霸道之性变得缓和一点，在心胸部停留的时间久一点。

所以有些人吃了鸡蛋过后心胸闷塞，吃多了，必须吃点萝卜干，它才会下去。所以萝卜干炒蛋，很受欢迎，它不会腻膈。

但是对于那个心胸部闷塞肿痛。我们偏偏让它停在胸部发挥，降心火的作用。

如果没有这个，金昌叔说可以用白花地胆头来煮水，加点红糖，感觉心中一团火在那里痛烧，看谁都不顺眼，这个一吃下去看谁都顺眼，所以有些人他看人不顺眼，是因为自己气逆了，气一顺，瞬间他就看谁都顺眼。

所以我们遇见一些比较傲慢的病人，傲慢要给他降火。

自卑的呢？自卑的要给他补气。

但是有人说有时又自卑时又傲慢怎么办？给他用小柴胡，既降火也补气。

所以治病啊，有时候你阴阳分清了，很简单，原来用药性还可以调人性。

比如有些人没什么干劲，拖着腿筋疲力尽的，我们就用牛大力、巴戟天、黄芪。

那个早上过来的老人家，脚疼得要拖着走，而现在他就走得很轻快！

我们给他用什么？黄芪、杜仲、枸杞子三味药一下去他走路就有劲了。所以这样能够让"懒人"变勤。

所以我们要普及中医好简单，你看我那天讲一个汤药，哇！大家都想要。

若我说这个是主睡眠的安神的，他们不感兴趣，我一说这叫金标状元汤，孩子吃了能中状元的，结果他们谁都过来讨。拿到药房都要把它抄下来，其实就是醒神开窍、安神助睡眠的药，就是菖蒲、远志、人参、茯苓、熟地、天冬这些，吃下去能够让人心窍变得灵活、灵动的。

所以普及草药，我们有的时候你同样一个草药，你的讲法不一样，听起来耳目一新，而且很受用。

还有那个喝多酒以后肝中毒，肝被酒毒到不能工作，那些转氨酶统统都降不下来，严重的话会变成肝炎、脂肪肝、肝硬化。如果喝酒加上生气，那肝坏得特别快，单喝酒没事，单生气也是小事，但是既喝酒又发脾气的，就像那砍树一样，你这单边砍没事，如果两边砍就有事了。

所以喝酒是砍伐肝的一把刀，生气是砍伐肝的另外一把刀，两把刀同时下，再加上油腻的第三刀再砍下去，这个树估计就病恹恹了，就很难好了。

这时该怎么办？

有一个暴饮暴食喜欢喝酒的酒客，他后来那转氨酶吃到六百多个单位，太高了，检查完他觉得没事就没管。

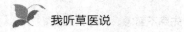

但是有一天他突然脸发黄了，他就吓得脚软，医院一检查诊断为肝硬化，肝硬化怎么办呢？

金昌叔说将来戒掉酒了，这个还有回头的机会，他说绝对戒。

金昌叔说，用两味药，这两味药是不传之秘，一般五经富人只知道一味，不知道还有一味。一味药病好一半，用两个药病全部好。

第一味叫溪黄草，要用水边的新鲜的草。

第二味就是老虎舌。

他一吃下去，三天脸上的黄浊统统退干净，然后当天晚上，又是喝酒带肉，很畅快！

金昌叔说，这个大病有得救，但是不听话的难救。

人最容易犯一个毛病叫什么？好了疮疤忘了痛。这是人性的弱点。就是说有些人失败的时候啊，拼命想要奋斗，等稍微有成绩的时候，就放弃了。

所以我不担心你们在低层次那种奋斗求学的心，这个谁都能做到。

人穷了奋斗是天经地义的，但是最怕你们生活稍微安逸一点，你们奋斗的动力就不强了。

所以古人讲为什么说要对孩子狠一点，让他嚼菜干吃萝卜，然后吃稀粥，这样孩子读书就会很猛。

有城里人去看山民的孩子，他的孩子养得瘦瘦的，但是读书很好。

他问山民："为什么你的孩子那么精明？我孩子脑子就这么愚钝，我还在城市里头呢？"

那个山民讲了一句很幽默的话，他说他的粥比城里人的粥精啊！

城市里人大鱼大肉浓稠的，吃下去那个血流不动了，比如你去吃红白喜事酒席吃很多肉下去，你回来觉得脑子都不想用了，就是说不想动脑，因为血液黏稠了。

相反你吃那些清茶淡饭，那腿脚很灵敏，脑瓜子很灵光，所以想要聪明呢，还真的要吃到七分饱。

所以古人有一句话叫秀才文选半饥躯。

你要半饿着肚子才能够写出好文章。

所以古代写出好文章两条路：一条就是灌酒，一条就是饿肚子。

但是灌酒有副作用，饿肚子没有副作用。

饿肚子你吃饭就是香的，所以有人说我们吃饭这么清淡，我跟他讲清淡也好，浓稠也好，但你肚子不饿就不对。

你要记住老虎舌配合这个溪黄草一煮水它排肝毒是特效的！

后来他把这个方子发到微信朋友圈了，他们喝酒的时候就将这两味药煮水喝下去，多喝两瓶都没事，这个排肝毒太厉害。

以后我们解酒茶的思路就出来了，保肝解酒茶这个产品研发出来不得了。

但是产品再好，心性不明的人会滥用！

就像车子本来是方便的，但是给那个狂躁开车的人来开，他就会制造车祸。

这个保肝茶本来是好的，结果他就是为了多喝酒而吃保肝茶。本来喝两瓶醉了，他说有保肝茶可以喝五瓶不醉，那就麻烦了。

所以不可以让宝贝在那个不仁不义的人手中流传。

但是你又必须流传怎么办呢？

中医一定要先讲道德仁义，所以学医要先学道德仁义，让他坏人变为

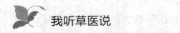

好人，要一步一步地来。

这个就是我们将来治病都要走向这方面的。人之所以有难治之病，是因为有难改之心。

世上之所以有绵绵不绝的癌症肿瘤、疑难杂病，是因为有绵绵不绝的怨恨恼怒烦。

我们上节课在龙尾石坑寮录节目的时候讲到《中医人生》的第三堂课，讲的是什么？五常养五脏，我们下节课要讲什么？讲的是五情伤五脏。

这里先给大家透露一点，怒伤肝，喜伤心，思伤脾，忧伤肺，恐伤肾。这五情它可以伤五脏。

我们到时候展开来讲过后，你们听了以后那些人为什么会生病？会了解得更透彻！

好！今天分享到这里，更多精彩在明天。

25 ▶ 大病小病一样治

《我听草医说》栏目今天的内容很实用。因为民间的方有个特点就是实用，而且方便。

早上我是一起跟金昌叔下来，他老人家五点多就起来，我看他睡觉很规律，因为晚上有的时候我九点到他家，已经关灯睡了。

他问我几点去？

我说九点多。

不用去了，睡着了。

就是说早睡早起是保持能量充足的最佳途径，没有一种药物能补充睡眠不足带来的亏损。

所以睡觉是免疫力的第一道防线，不是累了困了才去睡，而是时间到了，就必须去睡。

我告诉大家，这也是金昌叔的心得，不管你得了什么大病，而且身体越差，越要准时。

有一个老人，他身体差的一塌糊涂，连喝水都会呛到，吃饭胃不消化，走几步路就气喘吁吁，常年头痛。他基本上找哪个医生，哪个医生就说没办法治他这个病。

因为太多问题了，只要吃药他就会有不舒服反应，然后呢，他碰到了金昌叔。金昌叔跟他讲，让他九点钟就必须在床上躺下，说这个时间很重要，

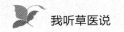

七点以后就不要再躺在床上。

结果老人家觉得这个有什么难的。

金昌叔说一两天不难，一两年、一辈子就难。

很多事情呢就是好习惯的养成，一两天谁都做得到，到田里去挥汗如雨，干一个下午，那你干到脱力都没有问题，但让你每天下午都干，就没多少人能坚持。

什么叫坚持就是胜利？你可以试着，几天不去干，再看看你身体状态，保准你读书跟那个写日记的状态会下降，灵感没那么多，人会进入一种倦怠感，那个懒根很奇怪，它像草一样，你不可能除干净，只能它一冒头，你就割。

所以就这样对治他，因为早睡早起他身体慢慢变好，以前他晚上东家西家走来走去，喝完茶回来 11 点左右。

然后又有点睡不着，看一下电视，搞到一两点再睡下去，身体被自己折腾过头了。

金昌叔一招，就让它彻底修复，让他别再折腾身体。所以早睡这一招是治疗所有疾病最后的王牌。

城市病为什么那么难治？就因为一条早睡做不到。基本上城市人就连小孩也一样，小孩是 8 点半睡，大人 9 点睡，你说谁做得到。城市小孩都是 10 点睡，大人 12 点睡。

所以他的身体气血完全养不回来，气血过了这个时间，它生产力就会下降，10 点睡觉，你生产气血就最足。

就像我们清明禾、谷雨姜，谷雨时种姜你肯定大丰收，但是你偏偏到谷雨以后一个月，再种姜。那就晚了，所以那个姜就特别矮。晚种一个月，慢人一步，就步步慢。

其实干活的最好时间就是清晨跟傍晚，清晨干一次活，整天有精力，傍晚干活了晚上睡觉很香。

所以这两个时间段很重要。那个老人家这么严重的问题都可以靠早睡早起治好，何况是普通问题。

我记得我大学时看过一本很畅销的书，叫《人体使用手册》，里面治疗好多病，就是三招。

第一招，早睡早起。

第二招，拍打身体的经络。

第三招，去忏悔，以弥补一些自己的过失，改正懒惰习气。

三招下去基本上能令绝大部分疾病都减轻。

所以我们以后《三板斧》一出来呀，那个癌瘤肿块我们都不怕它。

这虽然是简单的三板斧，但是就这三板斧你丢掉了，会被一个小病吊打。

碰到那个妇人痛经，金昌叔给一个《保健知识》本子给我，他说妇人痛经，让我自己去看。

痛经痛得再厉害都不怕。痛经不外乎就是气血不通跟不足，气血不足的用当归15克。因为当归当归，意思就是气血就能归心，当归乃妇女血科要药，再加枳壳，当归能够把气血补足，枳壳直接就顺着那个经水下去了，它是下气神药，叫"破胸锤破气药"。

但是这两味药它只能补血跟下气，血补够了，再把血气给引下去，它没有一味药作为方向引导，就达不到治痛经的神效。

这两味药也有效，但是没有神效，但是你再加小茴香10克，一下去的话，它就引到小肚子，你记着，"小茴香引小肚子"这七个字，它就专门能够

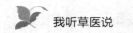

引药达小腹，用这个煮水，基本上一次就好了。

有一个在外面大学读书的孩子肚子痛得不得了咯，我们的办法就生姜大枣浓煎，姜汁加大枣加点红糖一起喝。

但是金昌叔说他就用这个小方子，小招法，当归枳壳跟小茴香各10～15克就行了，然后家里包好十包出去。

金昌叔说哪用得着那么多，三包就行。他家里人不相信，第一次痛经，煮水喝下去一包就止住了，第二次来痛感减少一半，再一包止住了。第三次一包下去，就基本不痛了，然后剩余七包送给室友了。

所以顽固的痛经就是要补血跟下气，要引药到小腹部。

这个方子对盆腔积液效果也很好，盆腔里有积液或者卵巢囊肿可以用这三味药，你别小看三味药，三个臭皮匠，顶一个诸葛亮，这个三药你们运用好了，很奇妙的，两味药打病，一味药把它引到病灶里头去。

这种搭档配伍，很值得我们去研究，像我们治疗好多病，比如胸肋部闷胀。

刚才一个病人她以前来找我也是，两剂药就好，她这次到外面城市去不开心了，这个胸肋部闷胀，怎么办呢？

用枳壳桔梗就调节胸肋骨升降气机，闷胀痛，我们再加威灵仙定痛，枳壳桔梗威灵仙三味药就可以通治胸肋部闷胀痛。

还有牙痛，痛的不得了。一剂药一下去就好个七七八八。

病人那个牙部红肿难耐，我说用骨碎补、地骨皮加白酒。

骨碎补地骨皮，它都是以骨入骨，肾主骨它能够入骨，能止痛，它们还是跌打药，再加白芷，白芷能止痛。

三个药是凤阳牙痛方，奇效牙痛方。

所以这也是三药的精华，治病你如果懂得辨证论治加上这些特效三药，有意想不到之效。

你们知道蔷薇吗？长在那个墙上，就是一直爬上去，身上还带一些小刺，它能消肿止痛。

局部疮肿，口腔溃疡，缠缠绵绵老是好不了，用这个蔷薇的根部挖来煎浓汤，然后含在嘴里。

我在山里碰到有一家农户，他的墙面上全部都是蔷薇。有一次他妈妈牙痛得很厉害，说要到外面拿点消炎药。

有个路过的山民说那个蔷薇根就可以治牙齿痛。

农户觉得这个已经种了几十年了，自己都不知道它还可以治病。

然后拿锄头挖出一把根来煮水，一含下去，痛减轻一半，再多含几次，居然不用到外面拿那个消炎药痛就好下来了。

所以不仅对口腔溃疡的痛有效，对牙齿肿痛也有效。

凡是藤类药都擅通，而且能够爬行，它通透能力非常强，带刺能消肿。

还有金昌叔说的一个治疗胆结石的方子。如果是那个尿道膀胱结石容易治。胆结石就要费一番心思，膀胱结石、尿路结石，就是车前草加黄芪、威灵仙。

单车前草利是利得很快，但是没有黄芪尿量就不大，没有威灵仙它软坚跟化湿通透性不够。

所以车前草、黄芪、威灵仙三味药是膀胱三药，是清洗膀胱的要药。

而胆结石呢？是用党参、金钱草跟威灵仙。

金钱草能利胆，党参能补上焦气，使心肺有力量，推动结石的力量就会好一点。

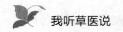

就是说下午割草，没有力气啊，那草团都搬不动。

好！枸杞党参水一灌进去，然后再去搬草团，就搬得动，这个体力就上来了。

所以有很多病啊其实是疲劳。疲劳了那个病才现出来，就像水浅石就露出来，水满了，你就看不到石了。

所以疾病啊你别想把它杀灭，杀死，你就把你精气神壮满以后，那个病就发作不出来。

就像你家里可能有老鼠，但是你养只猫，老鼠就不做乱，即使有老鼠它也不会把东西破坏掉。

有的时候正气一出来，就把邪气给吓退了。所以一些结石类的，我们补气然后通经络，然后再排石。

党参、黄芪补气。

威灵仙通经络。

金钱草排石。这个是化石良方。

如果老是咳嗽好不了呢？有些咳嗽你发现吃凉的咳，吃热的也咳，这是寒温不调，把姜捣烂后兑点蜂蜜，然后滚水冲下去，然后滤出那个汁来，这就是直接的姜蜜止咳水。

姜蜜止咳水对于你吃那些止咳水，凉降消炎的效果不好，用这个效果就很好。所以这个是治咳嗽时的收尾方子。

石印村有一个小孩子，长期咳嗽，到后期大便都不通，咳久了肺气虚，排便都没有力量。

用这个姜蜜，吃两次大便一通，咳嗽就好了，她吃消炎药下去肺气更不够，结果咳嗽更难受，但是用这个方法就好得快。

上次不知道谁讲的那个墙头底下的苔藓，问是不是药，那个也是药。

凉利之药生湿地，它肯定有凉利的特点，所以我们用它来治疗一些炎火上延的病症。

所以过敏性鼻炎，用哪里的青苔最好？墙头底下的效果都没那么好，金昌叔说必须是井里的。

以前古井下面的青苔才是真正的凉利，普通墙壁的那个力量还是不够。

鼻炎流黄浊，或者容易打喷嚏，过敏性鼻炎，容易有热性反应、燥性反应的，井底壁苔藓就是青苔，捣烂过后包在那个纱布里塞到鼻子里。从头到脚都会凉透。

这些方法其实在大城市用不上，在小山村是很实用的。

而且我觉得治病并不在于要用多好的药，我们要像古人那样，周围的这些东西都可以把它拿来用。

像小孩子肝积发热，鹅不食草用 10 ～ 20 克，然后煮水给他喝，那些肝积就会消掉，连发热都会退掉，这个就是消积药。

有人说找不到鸡屎藤，那你可以找鹅不食草，选择是多样化的。

那个小孩子顽固的腹泻，老好不了，金昌叔说有石榴就用石榴皮，没有就用石榴的叶子，新鲜的石榴叶子吃在嘴里涩涩的，吃下去它就收敛。

所以小孩子腹泻久不愈，用石榴叶子，如果你想要保存，可以直接用一个罐子来装。

就去采石榴叶，因为好多那些草药你炒过后它就偏温性，毕竟青草的叶子偏凉，然后石榴叶子你采一大把跟大米放在锅里炒。让它带有土气，大米炒到变黄，石榴叶子就可以拿出来了，拿出来后你就放在罐里。

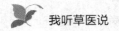

孩子拉肚子了就拿出来给他泡茶。这个就是"米炒石榴叶"。

古人真厉害，这个都想得到。

好！今天的小招法小知识就分享到这里。

你们不但要知道大病的辨证思路，还要知道这些平时小病的小招法，有好多小招法会能使你开窍。

像刚才我讲的，你别小看一个两面针它可以治疗牙肿痛啊。或者治疗这些包块，你为什么不把它的思路一变，用到治疗癌症中跟那咽喉硬结上面去，还有乳腺结节跟卵巢囊肿、子宫肌瘤。

只不过多加点引药，把它带到病灶，让它起到消肿止痛散结的效果。

所以我们理法通了，大病小病来一样治。

26 ▶ 中医没有主人，精进者得之

不知不觉《我听草医说》已讲了 20 多堂课了。

真是才觉池塘春草绿，又闻阶前梧叶已秋声。

我们从春天开始义诊，池塘边的草还是绿的，现在有些黄叶子掉下来了。

光阴似箭，就是说不学时间很快就过去，所以每天都要用这个警示语来提醒自己，有的时候我觉得人生不缺什么，就缺乏座右铭来常打打气。一个人想要成材不可以缺少座右铭。

我以前到寺庙参访，发现庙里的和尚他们不是做一天和尚撞一天钟。他们有很严格的修行。

他们早上四五点起来，念的第一首偈子就是《普贤警众偈》。有些和尚在被窝里就开始练习了，他们精进啊。

他们一念就是：

是日已过，命亦随减，

如少水鱼，斯有何患！

大众当勤精进，如救头燃！

但念无常，慎勿放逸！

就是说今天已经过去了，生命就少了一天，就像坑里的水没有了，那些鱼在水里跳啊跳，有什么好开心的。

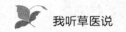

大家要精进，如救头燃！精进的这股劲像是你自己的头，拿打火机把它点着了以后，你自己是怎么去救他的，要用像救火的劲去读书！

天天都念到这个无常就快到来了也不要怠慢。那以这股劲去读书做事这个就是精进。

中医没有主人，精进者得之，中医不是我的也不是你的，是谁的？是精进者的，谁精进了谁就能得到它。

我们在民间发现很多疮痈肿毒，如被蚊虫叮咬起的包，局部生疮骸病，或者长痘或者有疤。

总之就是人无完人，体无完肤的那种疮孔很多的。我们就专门对疮肿，比如脸上的那些疮疤怎么办？背上的呢？脚上的呢？手上的呢？所以它瘙痒还有热毒往下窜，下肢多湿毒多寒毒。所以下肢要用温通的药上肢要用辛凉透散的药。

金昌叔说皮肤生疮老好不了怎么办？最厉害的两味药，它们一搭档起来不得了。第一味药是苦刺心，苦刺心是治风痒、疮痒的神药啊。

因为它带刺能开破。它的作用就是开破祛风消肿，但是单它一味还不行，还得有搭档，搭档就是豹皮樟。

金昌叔讲乳腺长硬结节，用硬骨龙捣烂加盐，贴上三次就好了。

硬骨龙捣烂加盐可以炒热后加酒也行。这个一下去带有穿透力量可穿筋透骨。

如果是慢性乳腺结节，金昌叔说要用五指毛桃的根煲瘦肉吃，因为慢性体虚者没有力气去消炎消肿，所以要用五指毛桃根煲肉吃。

还有一个正宗的民间方，就是飞扬草，也叫奶汁草，一掐就流出奶汁来，配马齿苋。

马齿苋可治疗这个疮痈肿毒。两个捣烂过后加淘米水，敷在乳房上面。敷两三次那些疮肿就退下去了，效果超级好！

有个生疮骸病要怎么办？不怕，我们有疗疮去病之药，有疗疾去苦之术。

今天要讲的这例病，也是金昌叔救了一条命获得的经验，而且是误打误撞救的，就是说不小心把她的命给救过来了。

这个妇人鼻子长脓包，脓包把鼻孔都给堵塞住了，整个人发烧躺在床上哇哇叫。

你发现这些哇哇叫得很大声的，一般没那么容易死掉，但是一旦出现堵塞闭塞却很危险。

金昌叔说以前听人家讲过，鼻子长疮就用屎缸周围的那个虫螺。

他一听到，以为就是墙角周围那些石螺，那墙角周围它会有一些螺嘛。在那个潮湿的那些屎缸周围都有，把它捣烂塞下去就好了。

结果这个妇人到处去找医生治，治了十几天那个疮痈越大堵得越厉害，整个脸色都转黑了，后来的话了连呼吸也进出不利了，开始昏迷。

结果她的亲戚，骑着车很匆忙地过来，金昌叔叫住他问他怎么回事？

她那个亲戚说，那个妇人已经换了十几个医生都没医好，现在我急着骑车去买棺材。因为家里如果没有棺材人死了是很不吉利的！

他说他亲戚发痈入鼻现在呼吸不利，气上不来快要死了。

金昌叔一听，如果普通病他就交给其他医生，这些绝活绝症我们死马当活马医这方面最在行。

所以以后我们绝症一定要出一本书，让全天下的人多一根救命稻草，要发这个心！你可以得到天底下所有人的支持跟帮助。

然后我们网上一起号召让人死里求生的那个方把它献出来，可以帮无

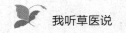

数人。做这种事情你才颜面有光，功德广大！

这本书名我已经想好了，叫《死马当活马医》。就是说普通病你不要看这本书！你找医院医生就行了。

就是肝癌或者恶疾要死掉的，就是别人已经判病危通知书，已经下来了半个月或者半年的，我们帮他"缓刑"。

这个时候死马当活马医的方子就是这样出来，这个一出来立马会被全天下的庙宇学校公司单位疯传！

所以这本书要谨慎地写，而且要搜罗普天之下最好的死马当活马医的方子。

为什么我说这是一个奇方，因为别人讲的他听错了，而且传错了去治还把她治好了，没有用到那个人所说的方子。

然后这个将死之人的亲戚听到金昌叔说："急什么急？天塌下来也有大个子顶着！你去那个屎缸中周围找野螺。你把它搞来捶烂，它在地处阴寒的地方生长，它黏黏的能够把那些毒热给吸出来。捣烂了塞进鼻孔里。然后敷在鼻子周围。"

怎么敷上去烧就退了？好像鼻子里还有气出出入入，第二天脸转红了，第三天醒过来说想喝水。

水一灌下去那就尿出来了，然后慢慢就坐起来了，活过来了，奇迹啊！

所以金昌叔被一下子传神了。金昌叔再去问那个人。他说："我很高兴，你用这个治好了她，我治疗疮肿不是你说的那种啊。"

金昌叔问他用的什么？他说金昌叔把屎缸里的虫听成屎缸里的螺了！

就是屎缸虫在浊阴里游来游去的，捣烂贴在鼻子上面。

所以金昌叔说不要以为粪缸臭，粪缸里头有好药啊！所以你不要轻视那些穷苦弟子，穷苦弟子将来可能是宰相公侯！

所以茅屋之下有侯王！那个蓬草之下有兰香啊！

那些杂草丛里可能有一朵很漂亮的兰花，而那个茅草屋里，可能住着未来的侯王将相。

我们客家话叫山地出将公。什么意思？山地里出这些将相跟公侯。

所以从这件事，我说最容易体现天底下没有废材的就是中草药。

你想一下连这些虫虫蚁蚁，甚至丢弃的腐烂的东西都可以拿来做药，还有果皮、纸屑都可以为药，是啊，烧灰止血嘛。

所以金昌叔因此对这个药产生了更加浓厚的兴趣，因此我就想到了，我将来更大的使命，并不是去盖庙或什么。

我只需要建一个图书馆，这图书馆我会网罗一批人才。然后在里面，编出这个《新时代肘后救急方》跟《死马活马方》。

我说你们来这里真的太吃亏了，因为你们学到的都是老师的皮毛。还在皮毛外面打交道，因为你们身体练得不够强壮，好多知识没法深入去学。

就像水泥工或者焊工，拿大铁锤去打那个棒，没有力气的就到锤皮表，有力气的就可以打到石头缝隙里去。

就体力不行了，导致脑力也不行，体力脑力它们是绑在一起的哥们，一荣并荣，一损俱损！

假如一个好了另一个也会一起好！像身体好了大脑也会好，脑子灵光好记性好，翻书看书不知疲倦。

一损俱损，只要体力差了，脑力就下降。不灵光脑萎缩！而且你发现读书时间越长效果越不好！

像我们那天一样砍草，我觉得那刀没有磨，跟金宝在一起砍草像锯子

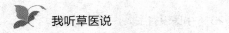

在锯树一样，锯来锯去锯不断！

　　后来叫大姨丈把刀磨了磨，金宝说从来没有砍这么快过，同样一把刀磨跟没磨效果天差地别。

　　同样一个人有习劳跟没习劳那个精气神是完全不一样。

27 ▶ 愿向大处发，行往小处施

在旧社会有好多黄沙症，什么叫黄沙症？就是头面黄肿黄肿的。

第一个，那个时候营养不够；第二个，重体力活很多，吃不饱，身体都是透支干活的。这个时候呢，金昌叔说有专方，见一个治一个。

我说什么专方这么厉害？哦～原来大枣一二十枚，加上茵陈20～30克，再加一点木香。仅三味药就有这么好的效果。

那个头面黄肿的，吃了黄肿就会往下退。你要悟它的机理，茵陈主黄疸和利水，所以黄浊可以通过水道利出去，但是如果没有木香它"跑"不快。

同样两味药，一味为清热解毒药，一味为行气药，放在你面前，首先你就闻到行气药的味道。

行气药就是"跑"得比谁都快，这个叫气药，加上解毒利湿药，为什么加大枣？

大枣就是《神农本草经》上讲，它有倍力气的功效。它能让你体力加倍，所以平时到外面工作干活，容易疲倦或者疲劳驾驶的人可以煮大枣水。

比如你到外面开车，连着几天熬夜，体力又不够用，又必须干，什么东西都不用搞，就喝大枣浓煎的水。

如果觉得很烦热，就布荆茶加大枣，布荆茶可以去烦热，大枣可以补力气。

或者酒喝多了以后伤到肝了，喝了大枣水可以给肝"加把劲"把毒排

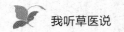
出来。

古人讲这个小汤方，若要身体好，煮粥加大枣。养颜、美容、补中益气就靠它。怕药伤到身体你加大枣。

比如十枣汤，都是霸道药用大枣煲着来煮，它就可以保护胃。讲的这个是黄沙症，黄肿病专方，茵陈木香大枣三味药煮水。

我通过这个学到它的法，第一个扶正要靠大枣，第二个通经络靠木香，第三个排毒靠茵陈。

所以你们掌握好这个方子可以把它加到四逆散里治疗胆囊炎，也可以治疗乳腺增生。就在这个汤方基础上加一些蒲公英之类的药治疗乳腺增生它就特效。

所以你们要学到它的法，好多草医草药，它为什么那么神奇，它敢跟你拍胸脯，因为它对到了这个症。

还有鼻炎，为什么反复讲鼻炎，因为天天都有鼻炎的孩子病人来看病。

我那天反复讲我们这里第一要种鹅不食草，第二要种田基黄，鹅不食草开窍，田基黄退黄。

凡是流浓鼻涕浓浊的，或者尿黄赤的，或者肝炎脸黄眼睛黄的，田基黄一味药不用第二味药就能见效。

将鹅不食草、田基黄捣烂以后，搞成渣末一个塞到鼻子里，能够开窍降浊，第二个呢？锤出那个汁再兑一点点蜂蜜拿来喝，鼻炎鼻塞不通的喝下去它就会通开。

有一个在外地读书的人回到村里，出去的时候还没事，但是出去了一两年就得了鼻炎，外面空气不好，但一回到乡下，这个鼻子呼吸都比较通畅。

然后问金昌叔说该怎么办？

金昌叔说，就那田边有鹅不食草，还有田基黄，两个放在一起锤汁塞在患处。

然后把剩下的汁水也倒出来兑点蜂蜜喝，喝了几天鼻部的浓浊堵塞感消得干干净净，好像给肺跟鼻大扫除一样。

鹅不食草能够开窍，田基黄能够降浊，把鼻窍撑开来，再把鼻子里的那些脏垢刷下来。

妇人月经闭经不通的，就那种普通的月经不通闭经，不是癌症或者那个特厉害的。有个妇人四个月都没有来月经，又没有怀孕。

金昌叔说，用老人根，什么是老人根？就是南方鸡血藤，你也可以直接搞鸡血藤 1～2 两。

鸡血藤有一个好处就是它补血活血。就血不够，它可以补，血不通它可以通开来，血堵塞它可以通。

昨天润雅也问到，疼痛的机理是什么？两个啊，一个就是气血不够才会痛，第二个，气血不通也会痛。

而鸡血藤一味药，同时管两方面，所以放化疗以后，筋骨疼痛可以用，妇科和跌打都可以用它。还有风寒，也可以用它。

用南方鸡血藤 1～2 两煮水，兑一点点酒，所有月经不通的，都可以借酒来行气活血，吃下去两三剂就会通开来。

如果再拍打血海穴，通得更快，膝盖周围有一个血海穴，它是调周身月经的，就是人体血液的海洋，在那里调配。

所以有些人老了过后，好奇怪！人老后就喜欢坐着，把手放到这个膝盖上。

因为气血不够，就会做这个动作，是自发性的动作。他起来以后按一

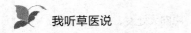

下膝盖那周围。血海穴就在这周围。

怎么定穴呢？很简单。坐在椅子上，用自己的掌心盖住膝盖骨（右掌按右膝，左掌按右膝）五指朝上，手掌自然张开，大拇指下端面便是血海穴。

上次有一个闭经的病人，医生没给她用药，就给她刮血海穴，刮出很多痧。两边都刮然后回去药还没吃月经就来了。

这个血海穴很重要，所以妇人的保健穴一个三阴交一个血海，男人的保健穴就是一个阳陵泉一个足三里。

所以这些经络穴位，你如果搞得好，药穴配合所向披靡！

所以以后必须写出一本书来，什么书？《药穴配合》。就是说用按摩手法点按这些穴位。所以我说你们真是深入到了金山，也搬不走金矿。

有这么多好书可以给你学，我到余老师那里，我其实"搬金矿"的速度已经很快了，但是余老师说还不够快，一年要"搬"十部八部书出来。

怎么不快呢？就说搬的书各方面，你如果再切合时弊就不同凡响，所以以后我们要搬什么？

就要搬教材，要编从一年级到六年级的中医教材。拼音版、图文版，然后再加一些最浅显易懂的小册子。

一年级就读一本中医书，非常轻松，像做这种事情你会发现很有意义！这个就是图大。

刚才有位老阿姨说跟我们买书，像去菜市场买菜要讲价。

买我们这个《南方青草药实用全书》定价六十八元，网上你找到最便宜的也要二十多块。我到书店里买最便宜的都要二十八元。

我们去拿货二十一块五，然后我们说最后的定价定多少呢？我说定二十二元，方便找钱就行。

为什么呢？小米小粒吃不饱，就说这个能够方便群众，我们不要在这些小利益上较量。她给二十块也收，无所谓。

所以说亏本生意有人做，这叫小亏而大得。

所以当时大姨丈说，我给你们想一个好方法，他说的什么方法呢？

他说在丰顺那里有人看病，就搬一张那个旧桌子在那里帮人把脉，我们揭西揭东县城啊，甚至市里都去找他看病，他看完后拿出那个托箱格只要放满钱了他就走了不看了。

去的时候红包少则三十五十，多则三百五百。一个上午一摸过去几十个病人下来，所以一个人等于一个公司赚的钱，很厉害呀！

大姨丈看了感慨这个赚钱太快了。就说我们就找一个地方拿一个太阳伞一遮起来，再放一个箱子下去，最低的投入最高的收入。

我就跟大姨丈说这个叫挖坑！不要掉到财坑里头去！

> 世人都说神仙好，
>
> 只有金银忘不了，
>
> 终朝苦恨聚无多，
>
> 及至多时眼闭了！

意思是世人都说神仙很好，只有金银忘不了，终朝就说从早到晚，都恨自己聚得还不够多，等到聚得多的时候，眼睛也闭掉了。

所以老师父当时就是师公吧，就是老师的老师，你们应该叫太师公。他一百多岁的时候，老师问他接下来中医路要怎么走？

太师公就说记住八个字"贪名必死，好利必亡"！

贪名必死，好利必亡。我发现永远保持小名气状态，干劲是最大的，名气大的时候耍大牌，你就没有干劲了！

你看好多人，在没成名的时候拼命比谁都凶。一成名过后这也怕那也怕。所以人怕出名一点都不错。

你如果跟别人竞争，跟别人抢饭碗。我告诉你，你永远都达不到那个境界。你要给世人制造饭碗，要做这个觉悟的事业，这个才是终极追求！

所以在大目标的引导下，普通的小利益你不会跟别人争，送给他人都无妨。小得小失不在我眼中。这方面呢我说该柔软的时候一点都不能狠心！就是说不计较，不要为了一件小事情就争得面红耳赤。

这叫与肩挑贸易勿占便宜，跟那些肩挑者去买菜，农夫不要占他便宜。但是该狠心的时候一点都不能手软。

就像早上六点钟之前必须起来，这个不能手软。

手机不该沉迷的一点都不能沉迷，就说该锻炼身体的，咬牙切齿都要坚持。而且这个愿往大处发，不怕你能力小，就怕你愿力不大，愿力大的话所有事情都容易做成。

所以在这方面不能失，这方面失了你整个人生都灰暗了。钱贱方面失的话，那个钱财本是天地的，所以无所谓。

所以如果我懂得这道理，我就可以从任何草医身上学到东西。

28 ▶ 以静制动，以志帅气

今天《我听草医说》要讲一个，悲伤流泪或者这个胆小的治法。

胆小就是魄力不够，肺主魄，悲伤流泪那就是悲忧伤肺。

以前我碰到一个孩子，她一看不到她妈妈就哭，七八岁了，而且哭得还很悲伤啊，让人听了觉得很心碎。

普通孩子哭是很天真的，这个一听就听得出来特别忧伤，你可以听，同样两个人哭，有人哭得特忧伤，有人哭得很天真。

天真的你可以不用理，忧伤的你要关心他。

然后她妈妈问该怎么办？就用大剂量的黄芪加大枣。一次 50 克，加一二十个大枣，吃一次那哭就少一点，吃了半个月，那个就没有见他这么大哭过了。

从这个小案例我就体会到小孩哭得悲伤，就是小孩胸肺大气不够，所以他还容易咳嗽或者容易气喘。

我们看以前老一辈人去挑担干活，那个时候吃得很少、但是活干了很多。身体却比我们这年代的普通人都要强壮。

所以告诉大家想身体强壮不是吃的多、营养好就会强壮的。想身体强壮，一定要靠练。

如果你端出一大碗饭，如果食欲感不强，我告诉你，你已经欠练了。你那个头碰到枕头不能睡得沉，你还是欠练，所以我最喜欢的还是教练这

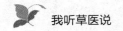

个称呼而不是医生。

他们挑担过后脚部被石头暗伤，就我们当地人所说的暗伤就说你走路走多了，挑担以后脚肿痛鼓包，叫脚痛。

有个人挑担挑了一两百斤从大洋下来，那脚痛肿了痛得不得了。

第二天怎么办？不去挑就没饭吃，去挑了又走不了，金昌叔说赶紧去那个山边，赤蕨苗知道吗？就那个可以春天采来吃的蕨菜。一定要用那个心，搞 一大把来，锤烂了加些红糖然后内服。

还要再配一个糯米粉煮熟后加点洋碱，再贴到脚上去，睡一晚上就好了，所以脚踩石头踩伤了这个红肿啊，就这一招。

在那个贫穷缺医少药的年代，这个方法治好了很多那个挑担的脚痛，所以《职业病指导手册》里，其中有一招就是，久挑担之人那个脚伤了怎么办？

你们知不知道我们古代还没有火葬的时候，还有捡骨头这个职业。就说你去看那些骨头，有些人一捡出来，这个肩膀骨最硬还没化掉那就是以前挑担很多，这个一捡出来看腿骨还没化掉，就知道这个是送快递的，跑得很多的，或是挑担的或者 10 万里加急飞毛腿的。

所以这个是教我们什么？教我们见微知著，所以要想身强体壮，哪个地方弱了，哪个地方就是欠练、欠扁、欠打，就要多练。

我再跟大家讲讲颈椎病。我在五叔公那里学医的时候才大三，为什么我就可以开方治病？

因为我跟了他一个暑假以后，老人家治那些病的思路我基本都知道。他最喜欢讲颈椎病，病人问他是什么病？

老先生一切脉说这个就是欠打病。

他说怎么欠打？

他现在这个颈椎病，就晚上手拍后背部。拍时要有那个力道下去，让他就练这一招，而且练完过后不会感冒，基本上十个颈椎病能好八个。

这个拍打完以后，那鼻子是通开来的，而且颈部酸胀感会消得干干净净，如果老人家容易感冒，就把大椎穴周围拍红。

把它拍热揉热，那个地方常揉就很难感冒。所以老人家感冒用这招拍打就可以治。

言归正传，为什么要用赤蕨心加红糖治疗这个脚痈？因为诸痛痒疮皆属于心。

所有痛痒或者疮啊，你肯定会心烦、心燥、心热，所以用赤蕨心，赤蕨它赤入心，而且它是植物的那条心杆，它又入心。

所以心烦躁的，你就找这些"心心"药，莲子心或者竹叶心吃下去心就不烦了。这是以心入心再加苦寒入心，清火消炎热。

它为什么加红糖兑呢？红糖能引入血分，白糖走气分红糖走血分，所以这个脚痛肿，踩到石头或者疲劳过度痛了，就用这一招。

还有小孩子坠小肠，即疝气。好多孩子先天不足的，刚出生没几个月就出现这种情况做手术也很头疼。

也有很多四五岁的孩子有疝气，有没有一个保健方很好医的？

珍仔围村有一个小孩疝气。我给家长说了一个方子，吃了就不用去动手术，就算动手术了还可以辅助，这个就是保健方，可以大胆吃。

这是金昌叔笔记本上的方子，黄芪 20 克、枸杞子 20 克、仙茅 20 克、小茴香 3 克、橘核 3 克。

为什么要加小茴香、橘核？茴香橘核丸是同仁堂治疝气的经典方子。

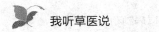

这个方子不仅仅对小孩疝气有效，有些老人疝气体虚或者劳累过后那个小肠坠下来的，一吃它就升提起来。

所以这个是很好的方子，那个孩子吃过后疝气就发作少了。我说孩子只要不多动，能够安静下来，然后注意早点休息他就会好。

果然好了。所以好多病啊你焦头烂额，拼命找你不如以静制动。

我们五经富是曾氏子弟。曾公他讲过凡是沉疴在身，凡是恶病在你自己身体上，有两样你可以掌握治病主动权的，第一就是以静制动。就是要静养不要躁动，所有躁动的行为通通去掉，你的病就会慢慢好。

所以我叫你们要止语或者干活要平和，走路要平和，那个读书啊也要平和，玩手机也要平和，玩手机你平和地玩，玩十个小时都没事，但是你不平常地玩一个小时就累趴下。

所以都要平和。心平气和，可普孙荣兼子贵。

一个人后代好不好？就看他心平不平，气和不和。所以以静制动，宁静致远。

长寿的人有五种，就是平静的人长寿，有觉悟的人长寿，知足的人长寿，无争的人长寿，还有爱劳动的人长寿。

第二招呢？是以志帅气。癌症不可怕，但是没有斗志这个就很可怕，所以你兵弱兵少了都不可怕。

你看，历史上最精彩的故事就是以弱胜强以少胜多，破釜沉舟这些。你看是在打仗，我看呢是在治病。

因为用药如用兵，所以我觉得医生，中医为什么那么厉害？

因为我们可以看兵书，以后就是要想孙子兵法与中医结合在一起，已经有人写出来了，《三十六计与中医》。

什么时候该瞒天过海，什么时候该围魏救赵，什么时候该走为上策。

这里面的这些计谋技巧跟中医可以很好地配合，为什么古代叫做用兵打仗，不叫带兵，叫带兵是很普通的说法，真正叫带勇。

兵士兵卒又叫兵勇，就是说你要把兵的那个勇带出来，带不出来你这场仗不用打，所以我们治病也一样，上等的医生治病，如果不把病人的那勇气治出来没办法。

有一个中风病人瘫痪了，已经好久没治过来了，他听说老师能够治就找到老师，基本上找老师治瘫痪中风的，那个日久了能够好转，但是彻底好的还是比较少的。

因为要彻底好，你得提前去，有的找到中医都已经拖了好几个月，甚至几年的。

然后他到老师那里，老师为什么说他可以治？因为看他一个表现。

他说来余老师这里治，他就没打算回去，要么走回去，要么死在这里。

你说这医生听了什么滋味呢？听了表面上觉得有点难堪，心里还是挺乐的，因为他信任你。

就比如说你是一个将军，一个兵找到你，他说要么跟你打仗战死在疆场，要么就把军功章带回家。像这样的兵就是头脑简单，但是真正胜天下的往往属于这类人。

所以余老师说好。因为有好多病人没下决心的勇气不好治，就是你医生讲什么他不听，就像你带兵，带一万个都不听话的兵，还不如带一个听话的兵。

结果呢，老师叫他天天先拄拐杖爬山，这边吃补气血通经络的药。爬山来回第一二次很辛苦。三四次过后越来越轻松，半个月以后开始负重爬山，

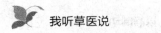

那拐杖绑砖头。

这个我觉得只有老师想得到，那个砖头绑在拐杖上走一走，就由轻拐杖换重拐杖。本来那手搭不过肩膀的能搭肩膀了，本来这个腿脚弯弯的，直不了又能够伸直了，本来走个几百米就气喘吁吁的，现在越走越能走了，最后成功逆转，并且成为一个药商。顺便在老师那里学到了哪味药种植最好赚钱，然后回到老家种那味药，供不应求！

所以这个是什么？这个就是病人的勇气。所以我们为什么说勇气可嘉！

比如说同样两个孩子过来，一个孩子考了高分，但是很沮丧。一个考得很普通，但是气宇轩昂，我觉得要奖励奖励这个考的普通的孩子。

考很高分，但是很可怜，因为他垂头丧气没底气，他用的是技巧，或者在那里拼耗，他没有用勇气。所以看人看他有没有勇，这点非常重要！

带兵就是带勇，所以，大病恶病，一个就是你心能静下来，第二个你有勇气跟他拼，有志向。那么你身体就绝对是掌握在你的手上。

好！今天就分享这个小方子。为什么不敢分享太多？怕你们消化不了，这一点点就很厉害了。

29 ▶ 草药去毒办法多

《我听草医说》今天分享的小方子，虽然你们平时未必会用得上，但是这个思路很巧妙。

你们听过被狗咬伤，被蛇咬伤，被蜈蚣咬伤，被猫咬伤，但是有没有听过被老鼠咬伤？

村里有一个人被老鼠咬伤过后，吓坏了，这个会不会有传染病？

其实啊，事情本事它对人的影响是很小的，但是你对它的看法影响会很大。

就说一件事本身来就是鸡毛蒜皮的小事，但因为你的情绪在波动，使它变得越来越大，煽风点火就是这样来的。

所以你们不要轻易用情绪去讲是非，传是非，或者恐吓他人。当他患得患失，问题就大了。

金昌叔说这个太简单了，一用药它就会好，那局部红肿红肿的，给他割来红薯叶锤烂了加点红糖，敷上去。

然后等两个小时解开来，果然红肿退掉了，再敷一次，就像那个普通伤疤一样，没了。

所以红薯叶它也是解毒的哦。它是很平和的解毒疗伤药，可以治疗老鼠咬伤。

那如果狗咬伤了就我们那边有紫背天葵，紫背天葵这味药是狗咬伤药。

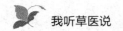

蛇咬伤呢？就用豹皮樟，怎么说呢？

金昌叔说我做过实验，蛇在铁笼里，那个抓蛇的人，他拿这个豹皮樟酒来，用那个木棒搅出一点来点在蛇的舌头，那蛇立马低下头去，不敢动，所以这个是蛇的克星，蛇马上被驯服，好像很听话一样。

全身发痒汗斑。有一个小伙子痒痛难忍，身上一斑一斑的，抓的血痕累累。

然后金昌叔搞了点豹皮樟酒给他，自己拿去一擦，就擦哪里它就好哪里，擦三次就退得干干净净，所以豹皮樟酒是治疗这些汗斑周身发痒很好的药。

它可以解毒祛风，止痛活血，所以这个药酒你们可以常备。

以前饥荒年代，有些人穷得去挖木薯来吃，其实有木薯来吃已经很幸福。

他们发现山地里种的木薯，跟沙坝上、田地里种的不一样，田地种的怎么种它都不会有毒。

因为是沙地，流通性很大，而且它很清洁，而在山地里，土地呈咸酸性，它就会带点毒，有的人煮得不够透彻，吃了就说会中毒，甚至有报道死掉的，所以这个要讲究，不是它季节的别吃，根薯应入冬，天时好。

第二个呢？在干净的土壤上种比较好。有村民吃了山地种的木薯过后，肚子胀心烦，飙冷汗。

金昌叔说赶紧用萝卜苗。为什么用萝卜苗？萝卜不就是解药吗？而且它能降气通腹，让不干净的东西快快从肠道排出体外。

萝卜苗榨汁，因为当时秋冬天刚好就有萝卜苗了，拔了一大把榨出个浓汁，灌下去，还好及时灌，呼吸没有停，灌下去过后，肠道里那些东西就松动了，一拉出来整个人又恢复精神了。

所以治这个木薯中毒方子，就是萝卜苗，有的时候你没有知识，身边有解药你也采不到，这个就是叫小方，这个真是"肘后备急方"。

食物中毒一般萝卜苗或者绿豆水都可以解，所以你们要养成一个小习惯，就是隔十天半个月或者一个月就要吃一次解毒的。

因为多多少少，人生气有毒，着急有毒，气急紧张有毒，熬夜也有毒，看手机也有毒，吃饭吃撑了也会有毒，排泄不干净还会有毒，憋尿了也会有毒。

吃这些煎炸烧烤跟农药残留物都有毒，一眼望去都有毒，这时呢除了出汗排毒外，还要服用一些像黄荆子茶、绿豆水，还有适当吃点凉拌的萝卜或者豆芽之类。吃后宽胸解郁，可解毒的。

所以马云说未来中国有五样会燃爆产业界，其中一样就是中药绿色饮品。

而绿色饮品里排首位的应该是解毒方，而不是补益的，因为这时代谁家里会没有东西吃，在饥荒年代那是补益排第一，但是在这个衣食丰足的年代就解毒方排第一。

所以你只要能补气又能解毒，就不得了。

又有一个小孩子发烧，这个小孩子的家里刚好是种冬瓜的，真的是他家里有什么就给他用什么。

孩子高烧 39℃。

金昌叔说冬瓜不是很多那些心（嫩芽称为心）吗？把它摘了锤出汁。

胃灼热，烧身体，你就要降它的心，而植物的这些嫩芽是入心的，冬瓜性凉的能利水，所以冬瓜心一定要锤汁服用，吃一次烧就退下，而且冬瓜心是藤类药，它还能通，能穿透。

你们都看过喝酒以后吐血的，或者流鼻血的，有些人喝完酒后尿血跟

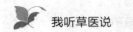

大便出血，但是不管是哪种情况，只要是酒后出血症。

金昌叔说可以扛根锄头，到山上挖栀子树的根，因为它的果实和花偏于清胸的热，根就偏于往下降。

栀子树根煲水，兑一点盐，吃一次就好。就是鼻血、吐血、尿血、便血，只要是血热的，一次就好。

我们挖好根切了剁成碎片放在那里，只要病人说是出血症的，眼睛里红赤出血的，也用这个，栀子凉心肾，鼻衄最宜啊，就是说它可心降心肾的火，对于鼻子出血它的效果是最好的，但不单治鼻子出血，大小便出血、胃出血它都可以治。

刚才不是有位病人，他上次来尿是黄赤的，黄赤了大半个月都没有退下来。他说该怎么办？

我说用地胆头加车前草，也是金昌叔的经验，地胆头加车前草，他这次一来说尿黄好了，退掉了。

这个就是尿道炎的症状，地胆头、车前草一下去，各 20 ～ 30 克，煮出来的水喝两三次就退掉了。

还有河婆过来的病人，她要减肥，而且鼻塞、肚子容易胀气，她说她看了《万病之源》，自己去抓了苍术、鸡屎藤，吃了一个星期好多了。那个大便很通畅，湿气排得很快，所以她再吃一段时间，她会减掉 5 ～ 10 斤，所以这也是减肥茶。

所以你看中医一抖浑身都是宝，减肥茶有了，这个尿黄茶也有了，像这些发烧的小偏方，还有猫狗咬伤这些常规的药太多了。

所以"新肘后备急方"还可以煮出来当绿色饮品茶叶的，这个要由你们去总结了。

其实金昌叔的这些方子，并不神奇，为什么呢？因为金昌叔说他这些也是广采博收带过来的。

所以将来如果民间要普及中医药跟健康文化，首先就是要有图书馆，而且图书馆里我们要编一套《民间中医普及丛书》。

这套普及丛书现代人他就看不了太多，就一本小本子，一本本来，三高的一本，急救的一本，死里逃生的一本，癌症的一本，那个死马当活马医的一本，就像这样编书，然后做出这些事情就很有意义。

所以有些人他没有方向，他不是完全放在大众上面去做事业，他的瓶颈就很大，你如果放到大众上面，你一下子就没瓶颈了。

所以我们每天奋斗都觉得奋斗不完，都觉得有很多事情可以做，而且很有意义，这个就是你敢大胆地把你置身到这个利众的事业上去。

我们发现有一个现象，在那个山里你种的那些芹菜特别香，但一旦把这个芹菜放到家里的阳台上面去种，香气就会减掉很多。

阳台阳光最足了，露水它也能够沾，虽然它靠近太阳暖洋洋，但是晚上还得靠地热去养它，而它脱离了地面，那晚上的话那地热就上不来。

所以北方还有一个特点，种一盆花怕它冬天被冻死，你只需要冬天把花移到院子里挖一个坑埋进去，它就不会冻死，在阳台上的就会冻死，因为有地热上来，冬天井底的水都是暖的。

所以不要以为你无限地接近了领导，你就很体面，很骄傲，你如果脱离了群众基础，你会死得很惨，你都不知道问题出现在哪。

我阳台上的肥料比谁都足，我的阳光比你下面还多，而且我照样能够打到露水，我还精心照顾呢，天天看着呢，竟然不如山里野生野长的，因为它更接地气。

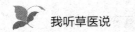

所以我们做事情做人立志，要立这些接地气的愿，李嘉诚他立什么愿，这个如果学到了你就是金昌叔的化身，你就是所有草医的化身。

立上等愿；

结中等缘；

享下等福。

昨天我就讲到这话题，我说，先不要成为最厉害的厨师，先要成为最厉害的吃客，最厉害的吃客就是红薯叶不管清炒、水熬、烂的、生的，都能吃下云，这个是可以省掉很多麻烦的。

作为厨师拼命地往菜的色香味上面提升，不如提升自己的知足、不贪，这个才是幸福的源头活水。这是第一个。

第二呢？志高处立，要志高处来立，寻平处住，向宽处行。这个是李嘉诚办公室挂的座右铭。

你要选择那个高处来立，就不会受周围人的烦恼事影响。

平处坐你才稳，寻找那个平处来坐才稳。

像那个宽处行，就说要走宽敞的大道，不要贪图捷径，所有的捷径都是弯路，要走坦荡的大道。

投机取巧的事情，不要轻易去干，因为干久以后你身体也会丧失那种钻研的精神，所以有些人投机取巧惯了，他最后就输在这个小聪明上。

30 ▶ 做好的中医文化普及者

好！《我听草医说》栏目，今天又开始了，每天分享一两个小方子，一年下来就不得了，浑身都是宝。

常有朋友及网友问我为什么不多搞些药物出来？大家都认准中医普及学堂牌的药。

比如说生发丸；还有牙痛散，只要放一罐在家里，牙痛一贴下去就好了；还有胃炎散；还有口苦茶、降脂茶、鼻炎方等等。

如果要开发，我们有几十上百的方子可以开发。所以这是一个大宝库啊。为什么我们不这样做？

我说我只长顶端那一根，其他的由你们去长。就是说我们选择做事情就做那个最主要的。

自古以来所有成功人士都有一个特点，他们一辈子只做一件事，而且做最重要的事。这件事情最重要，其他旁支的交给别人做或者帮别人做。而自己呢，自己最重要的那一样绝对不能够放。

最重要的就是要认准我们的身份，就是做一个好的中医文化普及者。当然你想要成为医生你可以学东西可以去医人；你想成为爱好者的，你可以学来保健养生。

但是这些都可以从中医文化普及者身上得到利益。所以谁能够让大家得到利益，谁就能成为人中至尊。

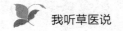

我们今天要讲的这个汤方，是治疗什么病的？治疗妇女或者孩子出完汗后又被淋着雨，我们五经富人称"伤到水"。

伤到水后，会浑身酸麻、疼痛，严重的伤水入骨那是要死人的。普通的伤水，用感冒方可以治，但是严重的伤水要及时治，不然很危险。

有一个那个手脚伤到水连骨头都痹痛屈伸不利的病人，神智也迷迷糊糊的。

然后金昌叔说这个三七、牛膝这些"七"药不简单哦，七奇声你看，凡是带七的药，它跟奇字是相通的，就它是药中的奇药。三七，当然牛膝它是牛膝盖那个膝它谐音是七，七就是奇，就是药中奇药。

所以伤到水伤风、关节痛、经络痛、浑身痛、酸软无力、不舒服，有行气活血跟降浊这三味药，你看三七代表什么？代表活血流动，能流动周身血气。草药里头很败毒的是那个小叶的奶汁草，它可以败毒。再加牛膝，牛膝能够把那些气、血、水都引下去排走。加酒能够加强它的药力，可以让药力走得更快速，所以手脚酸软痹疼痛，经期伤到水也是这个方。这三味药各二两，然后煮水兑点酒，吃第一次好一半，第二次就好了。不用吃第三次。

如果你觉得这个方子还是太复杂了。你就找一味药就搞定了，这味药叫苍蝇翅，苍蝇翅膀，当然不是去抓那个苍蝇要它的翅膀，而是这个草药长得就像苍蝇的翅膀。

你在草药书上一查苍蝇翅它就出来了，榨出汁跟红糖一喝下去，一次就好。

而且你要找那个青梗的，就那梗是绿色的，有些梗不是绿色的，是它的尾品或者代替品。像那个白花蛇舌草，它有大号小号之分一样，它也有替代品。

有一个孩子上学没有带伞，从学校一直淋雨回家，平时就运动锻炼少又淋雨回家，回到家里就说头晕，然后就躺在床上浑身发热很难受。

金昌叔让他快用那个青梗苍蝇翅，青色梗榨出汁来跟红糖搅在一起，吃一次好了，又从床上跳起来没事了。

所以被雨淋到了这个经络关节痛的，及时用青梗苍蝇翅榨汁拌红糖，效果很好，这在民间很实用的。

讲完这个小孩了，再讲老人。我们经常会看到老人关节痛，其实根源就是腰肾没有力，若人向老下先衰！

如果一个人老迈了，最明显看到的是下半身不太能动，下源先衰。

竹从叶上枯，人从脚下老。

上车村的一个老人，他最近发现自己身体越来越不行，有三方面可以看出来，一个是讲话，去年我碰到他，他声如洪钟，今年就如同猫叫，就说他讲话越来越小声，中气不够。还有吃饭像那个猫吃食一样。那猫吃东西跟狗不一样，狗是张大嘴然后往里面吞的，猫舔几下又走舔几下下又走，就说胃口如猫吃食一样，孩子如果像猫吃食一样，一定要拉出去遛，不遛的话那胃口就打不开，以后就麻烦了，病恹恹。

所以一个就是声音小，第二个胃口小。

第三个呢？就是尿量小。

他本来老了，小便的时候好像那个河流要断节一样，慢慢地一下子又没了，但一下子又有点尿意，但他一排的话就排一点点。这时该怎么办呢？

一个要强他的腰脚，牛大力、老人根补他的腰力跟气血，老人根就是南方鸡血藤，如果在北方找不到，就用鸡血藤代替。

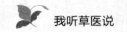

补腰力然后再活血，再加点能够排湿通经络的药。

补气的地胆头跟车前子，各一两煮水然后冲点红糖。吃一次那个老人啊，就有劲从床上起来，吃三次就到广场上走来走去了

吃了一周以后，那个尿像长江之水源源不断，就说那尿量变大了，变足了！气足了那个尿量也大了，没事了。

所以一个人声音变洪亮了胃口变大了尿量变足了，身体就变好了。

所以人家有千种病，我只有几种治法，我让他声音变洪亮，胃口变好，让他尿量变足，让他腿脚变有力。

地胆头能够让胃口变好，像人生完病后体弱，胃口不好用地胆头来炒饭胃口会慢慢养好。

牛大力配车前子能让尿量变大，补肾利尿，尿量变大，胃口变好。

加点酒呢？加点酒能让心情变好，借酒来消愁。

老人根就是南方鸡血藤让血脉变通畅。

当然我们现在用的方子就更简单了。如果我来用的话我直接就叫病人去买点黄芪跟赤小豆一起煲汤，老人溺尿，黄芪一百克或者八十克，赤小豆它带补，用一百克或者八十克。这两个药专治老人溺尿。

不贵在你学的多，在于一定要学得精。

我跟你们讲，同样两个人去学武艺。一个只学了一套拳法，一个学了二十套，结果呢？学二十套的打不过学一套的。他说怎么学这么多套都打不过学一套的？他说无志之士啊！

就像尿泡一样，虽大它顶不过一个秤砣。尿泡虽大无重量，虽然个很大，但没有重量的，秤砣虽小压千斤啊！

所以我跟你讲为什么说聪明的人他都干一件事，不聪明的人才干千万

件!

有一个作家，他在作家协会聚会。他很得意，因为他是出版界里的写作狂人，他写了 339 部书，而且基本上都是卖得好价钱。

他在匈牙利那边，基本大家都知道他，然后在作家协会他就很骄傲，穿得也很光鲜，然后看到一个女作家穿得很朴素。

然后就走过去问她是专业作家吗？

这个女作家说只是业余写写。

有什么大作吗？

她说没什么大作，就写点小说，有一些小作品。

然后他就很得意，就问女作家出版过多少作品啊？

那个女作家说只出版过一本。

那作家很得意，他说自己出版过 339 本书，然后又跟她说有什么作品，卖多少钱。

然后他就问那个女作家出版的那一本作品叫什么？

这女作家说她出版的那个作品就叫《飘》。

你们知道《飘》吗？《飘》在世界的影响力就像中国的四大名著，就说一个作家他一辈子就写出一本巨作，那顶得上千万本了，你写那么多有什么用？

当然也不是说他三百多部都没有作用，他能够那么勤奋，写那么多也不容易，但是跟这个真正厉害的作家比还是有距离。

这个就是潜心做一件事情的好处。你要找到你的定位！

31 ▶ 金昌叔的王牌方

好！我们今天左看看右看看，看看有没有人来偷师。没有的话，这个方子才可以公布。这个方子是什么神方呢？它将在我们《国宝》这本书里打先锋。

因为这个方子家家都用得上，跟你们讲有癌没癌，有病没病都用得上。这个方子你用好了，可以为国效力。

我们前面讲过世界上不缺乏草药名方，缺乏什么？

缺乏发现的眼睛。

不，昨天回答了就对，今天回答就错了。

今天的答案应该是缺乏眼光。

我告诉你，合适的眼光加上这个很好的草药方，立马可以让一个人变得身价不菲！

给你们讲一个小故事，发生在吴国跟越国打仗的时候。当时你有没有想过，一个不值几文钱的方子居然可以让一个人变成封疆大吏。

有一个人他家里祖传一个方子。这个方子能够让他家族饿不死但也吃不饱。这个方子是什么？

大家都知道以前很多人在溪边洗衣服。天热还无所谓，天冷洗衣服妇人那手就会裂开来，痛得不得了。

以前哪有现在手套那样套下去，没有。也没有什么润滑油，但是他发明了一个方子。

这个方子从他祖上一直试效过来效果很好，擦上去没几天就好得一塌糊涂。

然后有一次一个客商经过那里，他一看到这个方子有这么好的效果。他就想花钱买下，他们家族不卖，卖了家族怎么生活？

商人说不卖肯定是因为对价格不满意，就问如果给够他们一辈子够吃喝的钱，还卖不卖？家族人想了，卖卖卖当然卖了。

有些人就笑商人傻，花这么多钱给她就买一个治疗手裂的方子，有什么用呢？又吃不饱，又赚不了大钱！

我告诉你这个东西，它宝不宝贵全看你怎么用，全看你放在什么地方用。

这个方子就叫"不龟手"，就是说用完手不会龟裂。然后这个商人就带了方子到吴国。见到了当时的国王，对国王说，冬天士兵因为冻到手裂兵器都握不稳，但用了这个方子那打起仗来不一般。

然后就把这个方献给大王，吴越交战的时候，吴国士兵用过这个方后士卒战斗力提高三层，完全没有这个裂手之苦！

吴国国王很高兴，赐给他无数疆地，然后又封他世代为官职，让他享尽荣华富贵。

所以普通人劝我们赶紧开发出好的药方来。有人要跟我一起做。

我让他在小青柑里加点鸡屎藤，它就是治疗小孩子食积的方。

在小青柑里头加威灵仙跟白英，扁桃体发炎一吃就好。

当然他们甚至开出很好的条件说，只要我出点子然后他们生产，然后给我股份，给我钱。

我说，我要做什么？我们要做这个吴越之间这个客商，要把宝献给国家。

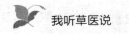

要做这种事情，而不是就像普通的老百姓那样赚一点点小钱，这种事情，我不感兴趣！

我们已经过了为生活而赚钱的阶段，我们要为理想奋斗。

所以我们要搜寻这些传世名方、经典方，甚至自己去实践经典方。经典不是用来仰仗跟消费的，经典是用来超越，是用来缔造的，我们就要缔造经典。

今天跟大家讲的这个就是经典方。我将来第一个要献给我们的人民军队。

到时候只要军队的军人服用以后，他就有一个什么？他经常风里来雨里去的那些关节酸痛感会大大减轻，战斗力就会猛提，它有这个奇效。

所以未来本草，必将列入国家战略跟人民寿康的层面上去。

比如说航天员，平时如果没有本草护航，到那天上转几圈就晕的不得了，搞点天麻吃下云，起码能够抗晕很久。

包括运动员、官员，还有读书人，适当的本草一下去就不得了。所以未来本草开发，马云把它列作五样将来会燃爆的产业。

我们这个神验方为什么会现在拿出来讲？我连《每日一学草药》都暂时放到一边。这个就是《我听草医说》金昌叔的王牌方。

我们已经蓄谋很久了，我把他淘过来过后，直到今天才舍得拿出来讲，已经琢磨了几天究竟要不要讲？后来一想还是讲吧。

世界上没有秘密，你知道为什么古人要说这个书是某某秘方秘籍？

说是秘籍但是又很慈悲地传给你。好像前后矛盾，其实不矛盾，说秘籍就是让你要有珍惜的心去用，传给你是表示慈悲，所以这个是很好的。

在棉湖有一个手脚酸痛的病人酸痛到要拄拐杖。金昌叔给他包了三包药。

一吃下去手脚酸软要拄拐杖的感觉全没了。他说吃完后关节都会发热，会出微汗。本来天气一旦剧烈的变化，关节会痛得不得了，现在没事了。

你们要记住这个经验，老人家传的哦！我最近一看到人家说不用看了，最近那个大炮会经常响。

什么叫大炮？就是人死以后啊，他会放那个大礼炮。哎！果然，当地有一个一百岁的人走了，为什么偏偏选择这个时候？

然后老人家说两个现象，你们要断一个人究竟难不难过？一个二十四节气前后三天，这个时候疾病发作率最高，如心肌梗死。

还有第二个，就你到田地里去看，你看你的田水泱泱的时候，或者裂开来的时候人是最多病的时期。

水泱泱那个时候湿肿病开始来了。裂开来的时候关节各方面的疾病容易发，老人热胀冷缩嘛，看为什么有些房子，盖得再多水泥，都经不起那热胀冷缩，那天顶就要裂开来。水泥那么硬都会裂开来。

所以为什么那个公路要画一条线倒上柏油，它有伸张力啊。不然整条公路都会裂掉。

人的关节也是，一段剧烈的冷热交替以后那关节就会痛。尤其关节硬化没有弹性，润滑油少的时候，就像公路中间那一层柏油变少了。

然后这个方子就是专对治这些交节前后关节痛，就说天气节令一变化，你那个关节就痛得不得了。还有那个腿脚酸软无力，这个就是风湿奇方。

这个方子是县城一个治风湿家族传下来的，而且这个方子帮了成千上万的人，所以才敢献出来。

金昌叔说此方对于手脚酸软痛奇效！主要的几味药如下：

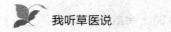

第一是祛风的白叶子，就是豹皮樟。

第二是除湿的排钱草。

关节痛，一个走来走去就是风，一个很沉重抬不起来就是湿，你降伏了风湿这两个病因就等于把关节痛的两个主将制服了。

用白叶子来逐风，用排钱草来排湿。

而这个助药呢，就是帮助主药提高疗效的，助药是通经活络的，一味是穿山龙，可以四处游走通经络。第二味药叫牛钻石，有一股牛劲可以钻进石头缝里头，也可以用穿破石跟丹参来代替。

牛钻石这味药金昌叔说太厉害了，比较霸道！所以可以用一些平和的穿破石、丹参来代替。

祛了风湿，通了经络，还有关节会痛，肯定是"骨头油"不够，所以要加点补益肝肾的千斤拔、牛大力。

千斤的力可以把它拔起来，牛大力很牛很大力。这两味草药，金昌叔说只要风湿关节痛你加了千斤拔、牛大力就没那么痛。

然后手呢？

偏于上半身的你要用桂枝做药引；如果桂枝还嫌不够加羌活。偏于下半身的用牛膝；如果牛膝还嫌不够加独活。

如果这个风湿关节痛已经是十年八年的旧疾，体虚、气乏的一定要加黄芪跟党参、巴戟天补脾肾。

因为凡是大病久病到后期共同的归宿就是脾虚肾虚。参芪补脾巴戟健肾。

还有有钱人要加什么？要加海马、田七。

没钱的穷人要加什么？加生姜、大枣。

这是金昌叔的原文，我是照念的，有钱没钱我都不给他加海马。

因为动物药虽然能够暂时看到效果但久了它会囤积在肝肾，不容易排出去，所以这个尽量不要用。

所以出于对病人长期好身体才好，要少用这些动物药。

这个药方可以制成家用药方，治疗风湿痹症。那个效果是杠杠的。

如果很痛的话，要加点带刺的能止痛麻醉的两面针。大概的变化就是这些。

当地有一个人腰脚痛治了一万多块钱没治好。

金昌叔说为什么不早说？给他包了三包药，吃完就好了一半，又吃了七包就全好啦！

本来走路那个背都是驼的，腰都是弯的僵僵的。吃了后走路关节灵活了。所以你们掌握好这个方子，小则可以一家糊口无忧，大则扬名天下不愁。

这个方子堪称国宝。你们要做献方给吴国的那个客商。用不好也被你当草贱卖了。

所以像这类品级的方子，我为什么不轻易讲？今天来看到人少才讲，人多了就不敢讲。

因为这个方子救的病人实在太多了。家家有颈肩腰腿痛，所以未来我告诉你什么东西最贵？

有人说房，我说说对了一半。

房它是最便宜，也是最贵的，未来最便宜的是住房，最贵的是病房。

病不起啊，为什么？因为那个现代人发现人一辈子赚的钱有一半左右，是在临终前三年花光光的，基本上都是这样。

所以人最好要懂得在没病的时候保健，这个是最划算的投资。

要有卖保险的人找到我，让我买保险保证以后老了可有个依靠。

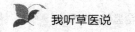

我说中医就是最好的保险。我说我连自己都不相信了，我还相信其他的东西干什么？

人不能没有自信啊！

所以我们时时刻刻要透露出像那个客商那样千金买来都不贵，看他把花了一辈子钱买过来的方献给吴王，你学中医要有这个霸气，中医就不会葬送在你手里。

要学成就要有一股自信跟浩然之气，人人看了都很想跟着你，像那个明星一样。

▶ 后 记

很多人想学好中医。

很多人想把中医传下去。

很多人想找到能治病的方法。

这本来是一个很容易实现的事情，但是却成了中医发展的一个大难题。

从我们去年的游学就发现，其实我们国家还有好多老中医想把真本领传下来。

从老僧医、龚老，再到吴老……在他们的心中都有一个很热切的希望，那就是把中医传下去，不然心中有愧，抱憾余生。

还有很多中医大学刚毕业的学生，中医爱好者，病人，他们多么希望能够找到好的中医，但是却总是找不着。

一个想传，一个想学，一个想治，却因为消息的封闭，信任的问题，随着时间的推移，使得大量宝贵的中医绝学被无奈地带进坟墓，大批的有志学子蹉跎光阴，无数的病患在求治无门中痛苦绝望。

我们在记录中医、普及中医的时候发现，只要你带着一颗赤子的心，带着承传中医的使命去做，老中医们哪有不传的。

当他们见到我们的时候，那种激动，那种热诚，那种辛酸，那种快慰平生，甚至为了能把中医传出来，不计名利，不计个人得失的精神，都令我们感动涕零。

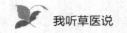

同频才能共振，同道才能共享，同心同德才能承传。

中医是一门慈悲、充满人文关怀的学问，一个心中只有私利，没有担当，没有使命感的人，怎么能够掌握这救人济世的大学问呢？

金昌叔看到我们义诊，不收一分钱，老实巴交地为病人服务，办班带孩子，也没有收一分钱，恨不得把所有的东西都教给他们，看到我们在湖心亭为学生们讲解药草知识，没有半点保留，看到我们为乡民们开讲养生保健课程，没有任何架子……

然后对我们说，只要他知道的，我们问什么，他答什么，坚决不保留，绝对不藏私。

因为这些东西传给我们，我们不会拿来私用，中饱私囊，他很放心！

中国像金昌叔这样的人，还有很多很多，而对于我们来说，需要更多的学子走出去，走出教室，走出医院，走出实验室，走进更加广阔的民间草医世界中去，去承接复兴中医的伟大使命……